中医耳鼻咽喉科常用外治法辑要

主　编：谢　慧

副主编：鄢路洲　贾旭锦

编　委：王林林　王彩莹　文东萍　厍红红　李玲珑

　　　　张　峰　张　瑾　周亚楠　曹　刘　梁　姣

　　　　谢亭亭　窦　豆　廖逸茹

人民卫生出版社

图书在版编目（CIP）数据

中医耳鼻咽喉科常用外治法辑要 / 谢慧主编. —北京：
人民卫生出版社，2017

ISBN 978-7-117-24473-2

Ⅰ. ①中… Ⅱ. ①谢… Ⅲ. ①中医五官科学 - 耳鼻咽喉
科学 - 外治法 Ⅳ. ①R276.1

中国版本图书馆 CIP 数据核字（2017）第 150731 号

人卫智网	**www.ipmph.com**	医学教育、学术、考试、健康， 购书智慧智能综合服务平台
人卫官网	**www.pmph.com**	人卫官方资讯发布平台

中医耳鼻咽喉科常用外治法辑要

主　　编：谢　慧
出版发行：人民卫生出版社（中继线 010-59780011）
地　　址：北京市朝阳区潘家园南里 19 号
邮　　编：100021
E - mail：pmph @ pmph.com
购书热线：010-59787592　010-59787584　010-65264830
印　　刷：北京画中画印刷有限公司
经　　销：新华书店
开　　本：710×1000　1/16　　印张：15
字　　数：181 千字
版　　次：2017 年 7 月第 1 版　2017 年 7 月第 1 版第 1 次印刷
标准书号：ISBN 978-7-117-24473-2/R·24474
定　　价：42.00 元

打击盗版举报电话：010-59787491　E-mail：WQ @ pmph.com
（凡属印装质量问题请与本社市场营销中心联系退换）

内容简介

　　本书是专门介绍耳鼻咽喉科常见、多发病中医外治法的一本专著,立足于作者临床实践,广泛查阅国内外文献,博采众说为一体,以提高临床疗效为宗旨,突出耳鼻咽喉科疾病的中医外治方案。本书分为总论篇和疾病篇,总论篇介绍了中医耳鼻咽喉科外治的发展渊源、相关的主要中医外治方法及其在中医耳鼻咽喉科的应用概要。疾病篇介绍了常见疾病的中医外治特点、优势、注意事项和各种具体的中医外治方法,主要包括了针刺、灸法、中药外治以及按摩导引方法等各个方面的内容,书中所载"笔者经验"皆为本书第一作者的经验方案。本书收集了耳鼻咽喉科常见的25种疾病,是一本较为贴合临床的实用中医外治临床用书。可供从事中医、中西医结合耳鼻咽喉科医师临床、教学、科研参考。

前　言

外治法是中医学非常重要又历史悠久的治疗方法,其与内治法组成完整的中医学治疗方法,相得益彰。《素问·异法方宜论》讲述了砭石、毒药、灸焫、微针、导引、按跷各法的来源及应用,并认为"故圣人杂合以治,各得其所宜,故治所以异而病皆愈者,得病之情,知治之大体也",当根据病情选择治疗方式。清代著名医家徐大椿《慎疾刍言·治法》也有云:"凡病只服煎药而愈者,唯外感之证为然,其余诸证,则必丸、散、膏、丹、针灸、砭镰、浸洗、熨拓、蒸提、按摩等法,因病施治。"吴师机在《理瀹骈文》中言:"外治之理即内治之理,外治之药亦即内治之药,所异者法耳。"更明确内治法、外治法两相互通。在中医学发展历史上,外治法一直有着重要的历史地位。

中医耳鼻喉科亦属于外科的范畴,自古以来有多种外治疗法的使用。然而随着医学的发展,尤其是西医学的进步,中医耳鼻喉科不少外治法逐渐没落,笔者查阅中医外治书籍,涉及耳鼻咽喉之处甚少,同时市面上能查阅到的耳鼻喉中医外治医书,也是寥寥无几,并且大多与眼科合辑。笔者长期从事耳鼻咽喉疾病的中医内、外治结合治疗,师从熊大经、李云英、赵文、陈秀华、王文远等耳鼻喉或中医外治名家,充分认识到中医外治法在耳鼻喉科多种疾病中有非常重要的优势。多年来,深入学习古人经验,虚心求教于当今医学大家,临床中在中药内治的基础上开展多种外治法,如毫针刺法、艾灸、刮痧、扁桃体烙法、穴位敷贴、小针刀、刃针、揿针、切脉针灸、腹针、浴足、香熏、耳鼻咽喉按摩方法,等等,获效甚多。感于古人及多位老师教授之恩,念及广大病友受病之苦,遂将笔者临床应用之经验集录于本书,以期启发同道对于耳鼻咽喉中医外治之思考。

本书分为总论篇及疾病篇两部分。总论篇主要介绍本书中所涉及的常用外治法的作用机制、操作方法、在耳鼻咽喉科的使用概况及注意事项等,疾病篇主要选取耳鼻喉科中医外治有优势的25个病种进行编写。同时,本书所收录外治法经验确为笔者临床使用疗效确切者。所转录的其他医者同道之经验,或是笔者经过实践而疗效肯定的,或是笔者认为对今后治疗有所启发的,力争使整个内容突出科学性、先进性、实用性。

本书的编辑和出版,得到了人民卫生出版社的大力支持和帮助,借此深表谢意! 由于笔者水平有限,加之时间仓促,不足之处在所难免,祈请各位读者批评指正!

谢 慧

目 录

总论篇

总　　论

一、中医外治疗法在耳鼻喉科疾病的应用沿革

中医治疗方法总体而言,可分为内治和外治两大类。其中,口服药物以外的治疗方法统称为外治法。《中医大辞典》对外治法所下的定义为:泛指除口服药物以外施于体表或从体外进行治疗的方法。中医外治是以突出"中医"和"外治"为特色的中医药治疗手段,中医外治疗效独特、作用迅速、历史悠久,具有简、便、廉、验之特点,通常包括了针灸、按摩、熏洗、针刀、敷贴、膏药、脐疗、足疗、耳穴疗法、物理疗法等百余种方法。治疗范围非常广泛,遍及内、外、妇、儿、骨伤、皮肤、五官、肛肠等学科,与内治法相比,具有"殊途同归,异曲同工"之妙,对"不肯服药之人,不能服药之症",尤其对危重病症,更能显示出其治疗之独特,故有"良丁不废外治"之说。因而中医外治在耳鼻咽喉科应用的历史也是非常悠久的。

中医外治法是在长期的医疗实践中逐渐总结、丰富和发展起来的。虽然外治一词在现存的古文献中最早见于《素问·至真要大论》:"内者内治,外者外治",但其实外治疗法起源于何时,现在已无从考证,不过肯定早于《内经》成书时代,例如在帛书《五十二病方》里,已经有应用灸法治疗耳鼻咽喉科疾病的记载,如《五十二

病方·足臂十一脉灸经》载："灸足太阳脉治颜寒、产聋、耳前痛、枕痛、鼽、衄，灸臂少阳脉治产聋，灸臂阳明脉治齿痛，灸足少阳脉治聋、耳前痛，灸足阳明脉治鼽、衄、颜寒，灸足少阴脉治舌肿、嘶哑。"《五十二病方·阴阳十一脉灸经》载："灸耳脉治耳聋、嗌肿。"这是中医外治疗法应用于耳鼻咽喉科的最早记载。

在《内经》中，有记载的外治技术有砭石、九针、火焫、导引、按摩、灸、熨、渍、浴、蒸、涂、嚏等，并开创了膏药的先河。其在中医耳鼻咽喉科应用的记载也种类繁多。《灵枢·九针十二原》强调"先立针经"，《素问·八正神明论》亦指出："法往古者，先知针经。"《内经》记载了治疗耳聋、耳鸣、耳妄闻、头眩、鼽涕、衄血、喉痹、嗌干、喑等耳鼻咽喉科病症的针刺治疗方法，如《灵枢·杂病》中介绍了"聋而不痛者，取足少阳，聋而痛者，取手阳明"的针灸疗法。除针灸疗法外，还记载了一些耳鼻咽喉疾病的其他外治方法，如《灵枢·经筋》"以白酒和桂"涂治口僻，也有以草棒或纸捻等物刺激鼻黏膜以取嚏来治疗其他病症的记载。

东汉时期，中医外治手段在耳鼻喉科的应用进一步丰富起来，华佗在《中藏经》有如下记载："风中五脏"危重证(可出现五官急症)，宜急灸五脏俞穴，缓急救治。如《中藏经·卷上·风中有五生死论》载："肺风者，胸中气满，冒昧汗出，鼻不闻香臭，喘而不得卧者，可治；若失血及妄语者，不可治，七八日死。肺风宜于肺俞穴灸之。"《伤寒论》中记有塞鼻、灌耳、舌下含药、润导、粉身等法。《金匮要略》中有用皂荚末吹入鼻内及用薤汁灌入鼻内或耳中以抢救危重病患者的方法，这可以说是吹鼻法、滴鼻法及滴耳法的最早记载。

西晋皇甫谧所著之《针灸甲乙经》对于耳鼻咽喉口齿疾病的针灸治疗相关配穴方案、验穴进行了进一步的总结，使得耳聋、耳鸣、耳痛、鼻窒、鼻鼽、鼻衄、不知香臭、喉痹、喉痛、暴喑等多种耳鼻咽喉病的外治方法在后世得以广泛地运用,其中大部分关于耳鼻咽喉疾病的针灸穴位至今仍在沿用。东晋葛洪所著的《肘后备急方》也录有不少耳鼻喉科外治疗法。如"细附子末以葱涕和,灌耳中,良,单葱涕亦佳,侧头令入耳"。这也是一种很详实而有效的滴耳法的记载。对酒渣鼻主张用珍珠、胡粉(即铅粉)、水银和猪脂涂治。该书还首次记载耳道、食道、气道异物疗法,治记载了百虫入耳及气道异物、食道异物之处理方法,例如用韭菜取食道鱼骨等,还提出了用药液(或药末)滴耳治疗耳部疾病。

唐宋时期,由"药王"孙思邈编撰的《备急千金要方》首次将鼻、口、舌、唇、齿、喉、耳病归为七窍病,列为专卷,所用外治技术,共有27种之多,"变汤药为外治,实开后人无限法门"。如治鼻息肉,用矾石、藜芦、瓜蒂、附子四味研末,以小竹管吹药少许于鼻孔中,以棉絮塞鼻中,反复应用直到愈合为宜。治疗鼻出血可利用韭葱塞鼻,这可以说就是压迫疗法治疗鼻出血的雏形。同时,《备急千金要方》及《千金翼方》也记载了大量耳鼻咽喉科疾病的针灸用穴,同时将药物制成丸、散、膏、煎液、油等,"变汤药为外治",通过敷、塞、吹、灌、摩、贴、灸等方式治疗耳鼻咽喉科疾病。王焘在《外台秘要》记载了较多的小儿耳鼻喉科外治法,用塞鼻疗法治疗小儿鼻出血,有"烧桑耳至焦捣散"塞入鼻中以止血,或以马矢绵裹塞鼻中治小儿鼻衄不止,或以烧发灰、末吹入鼻孔中以止血。治疗小儿误吞异物的方法有"小儿误吞钱在喉中,取麸炭末以指弹入喉中,其儿当便咯出,妙"。这种方法刺激咽部,所以有使患儿呕出异物的治疗效果。宋代《太平圣惠方》中对咽喉异物、鼻息肉、耳中异物、耳冻伤等疾病的外治方法都有较多记载。如治疗耳冻伤的外敷疗法,药用柏叶、杏仁、乱发、盐、乳香、黄蜡、清油,先将油煮沸,加入乱发,然后加诸药同煎,至色焦黄滤去渣,再以慢火煎之,然后加入乳香末、黄蜡末，搅至稀稠，涂敷在冻伤处。此外，窦材的《扁鹊心书》中有关于切开咽喉排脓治疗方法的记载，王执中在《针灸资生经》中详尽地收集了治喑选穴。《扁鹊心书》中也有大量运用灸法治疗耳鼻咽喉疾病的记载，如《扁鹊心书·喉痹》载："喉痹……咽喉闭塞，汤药不下，死在须臾者，急灌黄药子散，吐出恶涎而愈。此病轻者治肺，服姜附汤，灸天突穴五十壮，亦好；重者服钟乳粉，灸关元穴，亦服姜附汤。"

金元时期，涌现出以刘完素、李杲、张从正、朱丹溪为代表的一大批医家，形成了相应的学术流派，他们也注重内外治相结合治疗耳鼻咽喉科疾病。张从正在《儒门事亲》中首载用纸卷成筒，伸入口内，用筷子缚住小钩，把吞入的铜钱勾出，这是内腔镜取异物的原始启蒙。又如朱丹溪在《丹溪心法》中记载了耵耳的外治方法：用猪油调葱汁灌入耳中，以湿润软化耵聍，然后把耵聍取出来。

明清时，外治技术趋于成熟，也趋于泛化。明代名医戴原礼曾首创使用卷棉子清洁耳道脓液之后，再向耳道吹入药粉以治疗耳部疾患的外治办法。王肯堂在《疡医证治》一书中详述耳鼻咽喉各种外伤的处理，其中提到的喉外伤的分层缝合至今仍有临床价值。陈实功《外科正宗》载有鼻息肉摘除方法："取鼻痔秘法：先用茴香草散连吹二次，次用细铜箸二根，箸头钻一小孔，用丝线穿孔内，二箸相离五分许，以二箸头直入鼻痔根上，将箸线绞紧，向下一拔，其痔自然拔落，置水中观其大小。预用胎发烧灰同象牙末等分吹鼻内，其血自止。戒口不发。"这一方法与现代采用的鼻息肉圈套摘除的手术方法十分相似，时间却提早了300多年。《景岳全书》记载了鼓膜按摩法："凡耳窍或损或塞，或震伤，以致暴聋，或鸣不止者，即宜以手中指于耳窍中轻轻按捺，随捺随放，随放随捺，或轻轻摇动，以引其气。捺之数次，其气必至，气至则窍自通矣。"曹士珩在《保生秘要》中记载了耳鼻咽喉疾病的多种导引法，如治耳胀："定息以坐，塞兑，咬紧牙关，以脾肠二指捏紧鼻孔，睁二目，使气串耳通窍内，觉哄哄然有声，行之二三日，通窍为度。"此即今之咽鼓管自行吹张法。明清时期的针灸在耳鼻咽喉科的应用也是有了很大发展，薛己强调内治、外治相结合，善针灸，如薛己在《外科发挥》中提到："大抵咽喉之症，皆因火为患，其害甚速，须分缓急，及脓成否……治喉之方固多，惟用针有回生之功。"杨继洲的《针灸大成》汇集历代针灸学术以及自己丰富的临证经验，是我国针灸学的又一次重要总结，也是明以来三百年间流传最广的针灸著作；其中记述了各种耳鼻咽喉科病证的配穴处方。郑梅涧治喉病主张针药结合，对针灸尤为推崇，其《重楼玉钥》书中除上卷许多病证述及针灸治疗之外，下卷专论针灸，详述了取穴、进针、出针，以及73个喉科常用穴的部位、取法、作用、主治、刺灸法等，在理论上不乏新的见解，在实践上有不少独到之处，提出了"开风路针""破皮针""气针"等针法。其中，"开风路针"主要用于叉喉风、咽疮风、鱼鳞风、双松子风、帝中风、双燕口风、重腭风等喉风重证；"破皮针"主要用针刺破患部及其附近出血，主要用于木舌风、重舌风、合架风、爆骨搜牙风、悬旗风、驴嘴风、瘰疬风、穿颌风、牙痛风、鱼腮风、双搭颊风、乘枕风等喉风重证；"气针"即通过对十四经穴"调气"的针法。

到了近现代，各种中医外治方法结合现代西医学的诊疗技术，在耳鼻咽喉科得到进一步发展，如鼻丘割治法、扁桃体啄治法等治疗方法的出现。对于针灸而言，皮内埋针、埋线、针刀等新的针灸技术也在中医耳鼻咽喉疾病的治疗中发挥着作用。同时，中医外治方法也越来越得到人们的重视，在临床中的使用也越来越多。

5

二、常用中医外治疗法的作用机制及在耳鼻咽喉科的应用概况

（一）针灸疗法的作用机制及在耳鼻咽喉科的应用概况

针灸疗法是在特定穴位采用针刺或艾灸的方法以达到疏通经络、调理脏腑、治疗疾病目的的方法。耳鼻咽喉口齿疾病常用的针灸疗法，包括体针、穴位注射、耳针、灸法、穴位埋线、刺血法等，可针对不同部位的不同病证有选择地加以应用。针灸疗法在耳鼻咽喉科疾病中有广泛的适用性，不论寒热虚实、病程长短均可应用。

1. 针刺疗法的作用机制及其在耳鼻咽喉科的应用概况

针刺疗法是用毫针在选定的穴位上运用手法施行针刺的一种治疗方法，传统中医学认为针刺的主要作用有三：①疏通经络：针刺可以通过对腧穴的刺激达到疏通经络的作用，经络"内属于脏腑，外络于肢节"，运行气血是其主要的生理功能之一，经络不通，气血运行受阻，可出现多种临床症状，针刺腧穴使经络通畅，气血运行正常；②调和阴阳：针刺调和阴阳的作用可使机体从阴阳失衡的状态向平衡状态转化，针刺调和阴阳的作用是通过经络阴阳属性、经穴配伍和针刺手法完成的；③扶正祛邪：针刺扶正祛邪的作用是通过刺激腧穴，扶助机体正气驱除病邪。现代研究证实针刺对机体的免疫系统、神经系统甚至大脑中枢都有调控作用，通过对这些系统的调控而达到治疗的目的。

针刺疗法在耳鼻咽喉科的应用非常广泛。其中，耳病常用穴位有：手少阳三焦经的中渚、外关、翳风、天牖、瘈脉、耳门等；足少阳胆经的听会、率谷、侠溪、上关等；手太阳小肠经的听宫等；手太阴肺经的少商等；手少阴心经的神门、灵道等；手阳明大肠经的迎香、合谷等；督脉的百会、神庭等。鼻病常用穴位有：手太阴肺经的中府、少商等；手阳明大肠经的二间、偏历、合谷、迎香等；足阳明

胃经的巨髎、四白等；足太阳膀胱经的眉冲、玉枕、天柱等；足少阳胆经的目窗、承灵、风池等；督脉的囟会、上星、素髎等；经外奇穴的印堂、鼻通等。咽喉病常用穴位有：手太阴肺经的列缺、鱼际、少商等；手阳明大肠经的商阳、合谷、曲池、扶突等；足阳明胃经的人迎、气舍、内庭等；手太阳小肠经的少泽、天窗、天容等；足少阴肾经的涌泉、照海等；手少阳三焦经的关冲、中渚、支沟、四渎等；督脉的哑门、风府等；任脉的天突、廉泉等。

目前临床上针刺疗法可谓是百花齐放，针具上除了普通的毫针外，还有头皮针、圆利针、火针、刃针等，针刺穴位和方法也是多种多样，有腹针、切脉针灸、平衡针、浮针等，在临床上运用于不同的疾病当中，例如腹针擅长慢性疾病调理，平衡针更擅长即时缓解症状，刃针用于眩晕急性发作有奇效等。总之，各种针刺疗法需要因时、因地、因人采用，所谓"法无定法，穴无定穴，具无定具"就是这个含义。

2. 艾灸疗法的作用机制及其在耳鼻咽喉科的应用概况

艾灸疗法的作用机制是通过温热的刺激，作用于经络腧穴，发挥温经散寒、舒经活络、温通气血、扶阳救脱、升提阳气、消瘀散结等作用，以达到防病、治病的目的。

艾灸疗法在耳鼻喉科多用于治疗虚寒性疾病。悬灸法（温和灸）、直接灸、温针灸、隔姜（盐）灸等都在耳鼻咽喉科有很好的适应证。耳眩晕、耳鸣、耳聋、耳胀等属虚寒证者，可配合灸法，常用穴位：百会、中脘、关元、足三里及肾俞、脾俞等；鼻鼽、鼻渊、鼻槁、鼻窒及虚证鼻衄，可配合灸法，常用穴位：上星、悬钟、合谷、百会、内关、膈俞、囟会、鼻通、迎香、风池、大椎及肺俞、胆俞、肾俞等；喉痹、梅核气、喉瘖等病证属虚寒者，可配合灸法，常用穴位：足三里、合谷、曲池、内庭、少泽、涌泉、外关、天突、天容等。

目前，除了一般的悬灸、直接灸、隔姜（盐）灸外，温针灸、热敏灸、雷火灸等在鼻衄、眩晕中也得到了广泛的运用,并取得了很好的疗效。

3. 耳针疗法的作用机制及其在耳鼻咽喉科的应用概况

由于人体的经脉直接或间接聚会于耳,人体各器官组织与耳有着广泛的联系。因此,人体各部器官组织在耳廓上均有其相应的分区与穴位。换言之,就是耳廓各部分分别交感、隶属于人体各脏腑器官,称之为耳穴。耳针疗法是指针刺耳穴以防治疾病的一种方法,具有奏效迅速、操作简便等优点,具体方法有毫针针刺、埋针及耳穴贴压法等。

耳鼻咽喉的多种疾病都可以配合耳针治疗,耳鸣、耳聋、耳胀、耳眩晕、脓耳、耳面瘫、伤风鼻塞、鼻衄、鼻渊、鼻槁、鼻鼽、鼻源性头痛、喉痹、乳蛾、喉瘖、梅核气等都可以配合耳针治疗。常用穴位有:内耳、肾、内分泌、枕、神门、肾上腺、皮质下、脾、胃、肝、外鼻、内鼻、下屏尖、额、肺、咽喉、轮1~6、扁桃体、下耳根等。

这里必须指出的是,耳廓由于皮下组织少、血供差,一旦发生感染很难控制,甚至还可出现断耳疮等疾病。因此,耳针治疗时应注意:①严格消毒,以防感染。耳廓冻伤和有炎症的部位禁针,如见针眼发红,病人又觉耳廓胀痛,可能有轻度感染时,应及时处理。②有习惯性流产史的孕妇,不宜采用耳针治疗。对年老体弱的高血压、动脉硬化患者,针刺前后应适当休息,以防意外。③耳针治疗时也有可能发生晕针,需注意预防和及时处理。

4. 刺血法

刺血法是用三棱针、梅花针、毫针、注射针头或其他针具点刺特定部位或穴位,使少量出血,以达到泄热、消肿、止痛目的的一种治疗方法。其理论基础来源于《内经》:"血气不和,百病乃变化而生","菀陈则除之"。现代研究认为这一疗法可以调节人体血流变、体温、神经肌肉功能等。具体方法:先在针刺部位上下推按,使瘀血积聚一处,右手持针,拇、食两指捏住针柄,中指指端紧靠针身下端,留出1~2分针尖,对准已消毒部位迅速刺入1~2分,立即出针,轻轻挤压针孔周围,使出血数滴,然后用消毒棉球按压针孔。

该疗法一般用于实证、热证。如咽喉口齿红肿疼痛、高热,常取少商、商阳、耳背、耳尖、耳垂等穴。也可配合运用在一些上盛下虚证的治疗中,如肝阳上亢的眩晕等。谢强教授认为刺营应包括"刺经脉"和"刺络脉";"一阴一阳结"是咽喉急症发病的经络学基础;强调咽喉急症治疗以刺营放血最为重要,通过咽喉局部刺营,可疏通咽喉局部脉络,使咽喉部经络气血运行流畅,则可促进咽喉功能恢复正常。

(二)中药外治疗法的作用机制及在耳鼻咽喉科应用概况

中药外治疗法是中医学的重要组成部分,在历代劳动人民与疾病的长期斗争中创造、发展并完善。清代吴师机所著《理瀹骈文》一书中说:"外治之理即内治之理,外治之药亦即内治之药,所异者法耳。医理药性无二,而法则神奇变幻";又说:"外治必如内治者,先求其本。本者何,明阴阳识脏腑也"。即同内治法一样,中药外治法亦是在中医药理论指导下进行,组方用药亦遵循整体观及辨证论治原则。因其具有"简、便、效、验"之特点而备受历代医家推崇,并在民间广泛应用。应用于耳鼻咽喉科之法可见中药熏洗、含漱、吹药、含服、膏药、丸散、药枕、香囊、足疗等。

1. 中药熏洗

熏洗疗法是指在中医理论指导下,将辨证配伍的中药煎煮后,先利用其蒸气熏蒸全身或局部,再以药液洗浴以治疗疾病的外治方法。其作用机制主要有:物理清洁作用;皮肤吸收作用;经络调理作用;脏腑输布作用;药物刺激作用;局部药理效应等。该法运用于耳鼻咽喉科可分为整体及局部两方面。前者指通过药液熏、洗、浸、浴、渍全身,药物被皮肤吸收而引起整体药理效应或通过

"热效应"刺激神经反射来激发人体功能而达到治病强身等目的。现代药理研究表明，一些中药液有良好的抗菌作用，并能促进细胞增生分化与肉芽组织生长，或具有止痛作用等。梅全喜等在《中药熏蒸疗法》一书中总结中药熏蒸疗法机制为：①促进血液循环作用；②促进药物的吸收作用；③产生"发汗"效应；④神经、经络调节作用；⑤抗炎作用；⑥提高免疫力作用；⑦止痛作用。

2. 含漱法

选用适宜的药物煎水取液或配制溶液，以漱洗咽喉口腔局部，达到清热解毒、祛腐止痛、清洁局部的作用。作用机制：①液体清洁冲刷作用；②药物直接作用于局部，含漱所用药物多具有清热解毒、消肿止痛、生津利咽等功效。据现代药理研究，清热解毒药物煎剂多具抗病原微生物之效，局部含漱，药物直达病所，抗病驱毒。该法适用于咽喉、口腔疾病，局部红肿、疼痛、化脓溃烂、臭秽不洁，如急性咽炎、急性化脓性扁桃体炎、口腔黏膜病变等，以及手术前后咽喉口腔漱洗。常用的如银花甘草水、薄荷水煎液等，亦有相应中成药含漱液。

3. 吹药

吹药，又称喷药，将药物研至极细药末，应用相关工具（如吹药管、喷粉器），将药物吹布于局部病变处，使药物长时间与病变接触，发挥药物治疗作用。该法广泛应用于外耳、中耳疾病，急慢性咽部疾病及各种鼻腔疾患。传统喉科，基本上都很重视吹药而把内服药置于次要位置上。例如《重楼玉钥》《焦氏喉科枕秘》等书，都不厌其烦地谈论外用药，尤其是《尤氏喉科》《咽喉脉证通论》《囊秘喉书》等，就是以吹药为主要的治疗手段。其中《尤氏喉科》的组方都是公开的，且较为全面。

注意：药物粉剂必须制成极细粉末，且易溶解。耳内吹药前必须预先将脓液清除干净，或每次用药前均需清除尽上次吹入之剩留药物，以免积留结块而妨碍引流。每次用量不宜过多，吹入药粉薄薄一层即可。穿孔小、脓液多者忌用本法,因粉剂可堵塞穿孔,妨碍引流,甚者可引起危及生命的并发症。鼻腔吹药时,应让患者暂停呼吸,以免将药粉喷入或吸入咽喉引起呛咳。

4. 含服

含服,即噙化法。选用适当的药物制成丸剂、片剂,含在口内慢慢噙化咽下,使药液较长时间浸润于咽喉口腔患处,以对咽喉、口腔病变起到内外综合治疗作用。作用机制:药物经局部黏膜及消化道双重吸收,发挥相应的药理作用。该疗法特点是应用方便,适宜人群广泛,是目前治疗咽喉疾患较为常用的外治疗法之一。药物多具清热解毒、消肿止痛、生津润燥、益气开音等功效,常用于乳蛾、喉痹、喉痛、口疮、咽喉部肿瘤等。目前用于临床的中成药含片种类繁多,常用药如六神丸、草珊瑚含片、健民咽喉片、铁笛丸、咽喉丸、银黄含片等。需要注意的是,此类药物性偏寒凉,多用久用则伤胃生湿、有碍运化,故不宜大量及长期使用,脾胃虚寒者慎用。

5. 膏药

膏药即敷药、贴敷疗法,是用药物敷贴于患部或循经所取部位,用于治疗咽喉病而致的面部或颈部红肿痛,用清热解毒消肿止痛药物,如四黄散、如意金黄散等外敷。如因于阳虚所致的咽喉病,用吴茱萸末或用附子捣烂敷足心,以引火归原达到治疗目的。近年来,各种新膏药剂型出现,显著扩大了膏药疗法的治疗范围。如口腔黏膜剂的出现,将其治疗范围扩大到口腔内疾患,如口腔黏膜溃疡类疾病等。

6. 药枕

药枕的使用历史悠久,迄今已知最早的是我国西汉马王堆一号墓出土的"香枕",既能改善睡眠质量,又有防病治病的效果。其方法为将选用单味药物或组方配伍的中药作为枕芯,制成枕头长期使用。药枕是在中医理论体系局部与整体辩证统一的指导下,以生理活性较强的芳香开窍、走窜透骨、生猛燥烈、气味俱厚为主的药物饮片碎断或研粗末,通过刺激皮肤、经络腧穴、孔窍等部位以发挥其疏通经络、调和气血、解毒化瘀、扶正祛邪等作用,使失去平衡的脏腑阴阳得以重新调整和改善,从而促进机体功能的恢复,达到治病的目的。作用机制:①局部皮肤的接面吸收作用;②药物刺激经络传导与穴位外敏放大效应;③鼻腔的吸收作用;④生物全息和泛控性的整合作用。据现代文献报道,药枕多用于鼻科疾病治疗,如变应性鼻炎、鼻窦炎等,或通过药枕提高睡眠质量从而缓解患者耳鸣。

人一生三分之一的时间都在睡眠中度过,中医认为"头为诸阳之会",故所选药物多具有芳香开窍、活血通脉、镇静安神、益智醒脑、调养脏腑、和调阴阳等功效。

7. 香囊

药物香囊有着悠久的历史,历代均有所发展,至明清达到鼎盛时期,至今仍在临床上被广泛地应用。实验研究证实了中药香囊具有抑制细菌、病毒和调节免疫的作用。香囊的作用机制与药枕类似。目前多用于外感疾病的防治或鼻部炎症治疗。

8. 足疗

足疗,即中药浴足疗法。将中药药液、中药粉剂或片剂放入适宜温度的热水中洗浴足部,或辅以按摩手法,从而达到治疗疾病或保健目的特殊外治方法,属于广义的熏洗疗法。因其操作简便、安全有效,一直以来是广大人民群众喜爱的日常保健手段。民间即有"春天洗脚,升阳固脱;夏天洗脚,暑湿可祛;秋天洗脚,肺润肠濡;冬天洗脚,丹田温灼"的说法。足疗作用机制同熏洗疗法。现代文献报道,足疗可用于外感疾病防治及变应性鼻炎的治疗,或改善失眠者耳鸣症状。

9. 穴位敷贴(伏九贴)

穴位敷贴疗法是以中医经络学说为理论依据,把药物研成细末,用水、醋、酒、蛋清、蜂蜜、植物油、清凉油、药液等调成糊状,或用呈凝固状的油脂(如凡士林等)、黄醋、米饭、枣泥制成软膏剂、丸剂或饼剂,或将中药汤剂熬成膏,或将药末撒于膏药上,再直接贴敷穴位、患处(阿是穴),用来治疗疾病的一种穴位疗法。该疗法是中药外治与针灸疗法的结合,对于某些刺激性药物敷贴后引起的局部发疱者,又谓之"天灸"。穴位敷贴疗法一方面通过药物对机体特定部位的刺激,调整阴阳平衡,以改善和增强机体的免疫力,从而达到降低发病率和缓解症状的目的。另一方面,药物的有效成分通过渗透作用,透过皮肤,进入血液循环,达到脏腑经气失调的病所,发挥药物的治疗作用。现代医学证明,药物从体外作用于人体穴位、皮肤、神经、血管、淋巴管等均发生一定的变化。

　　一些经常在寒冷的季节发作,而到了暖和的季节才缓解反复发作的慢性疾病,在夏天就进行治疗,以减轻冬天的发作,从而缓解整体病情,就是中医学"冬病夏治"。以变应性鼻炎(鼻鼽)为例,根据中医"春夏养阳"的理论,夏季是鼻鼽相对缓解期,这时人体阳气得天阳相助,在穴位所贴药物更能发挥辛香、逐痰、通经作用,从而达到温阳利气、祛散伏寒、调整机体免疫功能的作用,增强身体抗病能力,预防在冬季发作或减少发作。而三九天为一年中天气最寒冷的时候,也是新的一年阳气从封藏到始生的时节,因此,中医认为冬至养生至关重要,予以温阳通络的药物外敷有助于新的一年阳气的升发,所谓"三九补一冬,来年无病痛"。因此,中医的穴位敷贴尤其强调在"三伏""三九"这两个特定的时令进行,有助于协调阴阳,平衡脏腑,增强体质,减少疾病的发生。

　　穴位敷贴在耳鼻咽喉科的应用:根据选择药物的不同,穴位敷贴可用于多种耳鼻咽喉科疾病,一些解热镇痛的药物外敷,如金黄散外敷天容穴,可用于肺胃热盛的乳蛾治疗,针对鼻鼽、慢性咳嗽、反复感冒、肺脾气虚型鼻渊、脾肾阳虚型喉痹等,则用细辛、白芥子、干姜等药物,在伏九天进行贴敷,可调理体质,减轻症状,减少复发。

(三)按摩导引疗法的作用机制及在耳鼻咽喉科的应用概况

1. 鼓膜按摩

《景岳全书》说:"凡耳窍或损或塞,或震伤,以致暴聋或鸣不止者,即宜以手中指于耳窍中轻轻按捺,随捺随放,随放随捺,或轻轻摇动,以引其气,捺之数次,其气必至,气至则窍自通矣。凡值此者,若不速为引导,恐因渐闭而竟至不开耳。"即用中指或食指尖插入外耳道口,轻轻按压,一按一放,或中指尖在外耳道轻轻摇动十余次,待外耳道的空气排出后即突然拔出,如此重复多次。也可用两手中指,分别按压耳屏,使其掩盖住外耳道口,一按一放,有节奏地重复数十次。鼓膜按摩的作用机制在于利用反复交替的正负压形成鼓膜的向内和外侧活动,从而增加鼓膜活动度。可用于治疗耳闭之耳鸣、耳聋、耳膜内陷者。

2. 擒拿法

(1)单侧擒拿法: 患者正坐,单手侧平举,拇指在上,小指在下。术者站于患者手之正侧面,用与患者同侧手的食、中、无名指,紧按患者鱼际背部(相当于合谷穴处),小指扣于腕部,拇指与患者拇指螺纹相对,并用力向前压紧,另一手拇指按住患者术侧锁骨上缘肩关节处,食、中、无名指紧握腋窝处,并用力向外拉开。如此反复多次,此时患者咽喉疼痛明显减轻,助手则可将汤药或稀粥喂给患者缓缓咽下。

(2)双侧擒拿法: 患者坐在没有靠背的凳上,术者站在患者背后,用两手从患者腋下伸向胸前,并以食、中、无名指按住锁骨上缘,两肘臂压住患者胁肋。术者胸部贴紧患者背部。位置固定好后,两手用力向左右两侧拉开(沿锁骨到肩胛),两肘臂和胸部将患者胁肋及背部压紧,三方面同时用力,以使患者咽喉部松动,便于吞咽,助手则可将汤药或稀粥喂给患者缓缓咽下。

擒拿法的作用机制主要是通过局部物理刺激,能调和气血,疏通经络,减轻症状,以便进食汤药或稀粥。擒拿法常用于急性咽喉疾病,有咽喉肿胀、疼痛剧烈、吞咽困难、汤水难下、痰涎壅盛、口噤难开等症状者。已故国医大师干祖望老先生曾言擒拿是中医专门用于抢救急性喉梗阻、喉痉挛的唯一手段。

3. 五禽戏

五禽戏是由东汉末年著名医学家华佗根据中医原理,以模仿虎鹿熊猿鸟等五种动物的动作和神态编创的一套导引术。现代医学研究证明,作为一种医疗体操,五禽戏不仅使人体的肌肉和关节得以舒展,而且有益于提高肺与心脏功能,改善心肌供氧量,提高心肌排血力,促进组织器官的正常发育。有学者认为虎戏主肝,鹿戏主肾,胸戏主脾,猿戏主心,鸟戏主肺。该导引方法既锻炼内脏器官,又锻炼肌肉和骨骼,既养生又练形,达到畅通经络、调和气血、活动筋骨、滑利关节的作用。此法养生保健,对五官科疾病恢复有一定帮助。

(四)声音疗法的作用机制及在耳鼻咽喉科的应用概况

1. 五音疗法

五音疗法作为一种独特的音乐疗法,就是根据中医传统的阴阳五行理论和五音对应,用角、徵、宫、商、羽五种不同音调的音乐来治疗疾病。即"宫动脾,商动肺,角动肝,徵动心,羽动肾"。五音疗法是音乐疗法的一种。音乐治疗是以心理治疗的理论和方法为基础,运用音乐特有的生理、心理效应,使求治者在音乐治疗师的共同参与下,通过各种专门设计的音乐行为,经历音乐体验,达到消除心理障碍、恢复或增进心身健康的目的。主要通过物理、生理和心理三种作用影响人体。《灵枢·小针解》说:"五脏使五色循明,循明则声彰。"五音是能与五脏相应进而调整情绪、调节五脏功能的声音。笔者认为,在临床中运用五音疗法治疗耳鸣优于掩蔽或习服治疗的原因在于:一为音乐的心理调节功能;二为音乐对耳鸣的"掩蔽"作用。

2. 嗓音治疗

嗓音训练引导、传授并教会患者运用正确的发音技巧。发音障碍患者在言语病理师的指导下，调整呼吸及发音，充分利用胸腔、喉腔、口咽腔、鼻腔及头颅的共鸣作用并通过听觉反射不断循序渐进，纠正不良的发音习惯和方法，以求达到最佳发音效果。通过上述训练，可使一部分患者的发音功能恢复正常。此法常用于嗓音疾病的治疗当中，然而中医的嗓音治疗不仅仅是教会患者发音技巧，还需要同时教会患者"练气""运气"的技巧，使嗓音有神、有根。

3. 鸣天鼓

《内功图说·十二段锦总诀》述："左右鸣天鼓，二十四度闻"，"记算鼻息出入各九次，毕，即放所叉双手，移两手掌擦耳。以第二指叠在中指上，作力放下第二指，重弹脑后。要如击鼓之声，左右各二十四度，两手共弹四十八声，仍放手握固"。其方法是调整好呼吸，先用两手掌按摩耳廓，再用两手掌心紧贴两外耳道，两手食、中、无名、小指对称地横按在枕部，两中指相接触，再将两食指翘起放在中指上，然后把食指从中指上用力滑下，重重地叩击脑后枕部。此时可闻洪亮清晰之声，响如击鼓。先左手24次，再右手24次，最后双手同时叩击48次。该法最早见于丘处机的《颐身集》，原书这样描述："两手掩耳，即以第二指压中指上，用第二指弹脑后两骨做响声，谓之鸣天鼓（可去风池邪气）。"《河间六书》："双手闭耳如鼓音，是谓鸣天鼓也。由脉气流行而闭之于耳，气不得泄，冲鼓耳中，故闻之也。"肾开窍于耳，肾气足则听觉灵敏；耳通于脑，脑为髓之海，髓海赖肾的精气化生和濡养，肾虚则髓海不足，易致头晕、耳鸣。练习时的掩耳和叩击可对耳产生刺激，因此，该练习可以达到调补肾元、强本固肾之效，对头晕、健忘、耳鸣等肾虚症状均有一定的预防和康复作用。另有研究证实，"鸣天鼓"保健按摩法对椎-基底动脉供血不足性眩晕症状和经颅多普勒（TCD）的平均血流速度的改善均有效。从经络理论上看，"鸣天鼓"点弹的部位分布有脑户、风府、脑空、风池、天柱等穴位，它们分属于督脉、足少阳胆经和足太阳膀胱经，三经直接入脑，均与脑部有着密切的联系。根据"经脉所过，主治所及"的原则，"鸣天鼓"具有宁眩止晕、平肝息风的功效。从解剖位置看，头后枕部是椎-基底动脉在颅内外交接的枢纽，"鸣天鼓"叩击、点弹此部位，能改善局部血液循环，加强周围组织营养，从而改善椎-基底动脉的血流速度和血流供应情况，以此改善耳部供血，气血通畅，耳鸣自除，是耳鸣、耳聋有效的防治方法。

（五）现代其他中医外治疗法的作用机制及在耳鼻咽喉科的应用概况

1. 扁桃体烙法

扁桃体烙法，即烧灼法。操作时将特制烙铁放于酒精灯上，将烙铁头烧红，经蘸香油后，迅速烙于扁桃体上，根据治疗目的不同，有的医家推崇烙每侧扁桃体3下，有的医家推崇烙10~20次，但都必须警惕，烙时注意慎勿触及其他部位。如扁桃体表面有烙后的白膜，应轻轻刮去再烙，一般隔天烙1次，共需烙20次。经烙后，扁桃体缩小，至平复为止。本法适用于虚火乳蛾、石蛾。当代国医大师干祖望先生亦常用于肉芽增生、乳头状瘤、腭扁桃体肿大等症。

2. 鼻丘割治法

鼻丘割治法是对鼻腔特定部位进行割治以达到治疗目的的一种技术。本技术是以中医经络学说及局部解剖生理为基础，即鼻为血脉多聚、清阳交会之处，循行鼻部和鼻旁的经脉多属阳经，而阴阳经脉相互交接，故割治鼻丘有疏通经脉、通利鼻窍的作用；鼻丘割治可以阻滞活性过高的副交感神经对鼻黏膜腺体血管的异常调节，降低鼻黏膜敏感性，从而达到治疗目的，常运用于变应性鼻炎的治疗。

3. 穴位埋线

穴位埋线是将可吸收羊肠线埋植在穴位内,利用羊肠线对穴位的持续性刺激作用,从而达到治疗目的的一种方法。迎香穴位埋线,常用于治疗鼻槁、鼻鼽、嗅觉失灵等。喉结旁或天突穴位埋线,常用于治疗声门闭合不全,声带麻痹的声嘶。

4. 电针

电针是在针刺腧穴得气后,在针上通以接近人体生物电的微量电流以防治疾病的一种疗法。本法常运用于慢行咽炎、变应性鼻炎、耳鸣耳聋、眩晕等。

5. 穴位注射

穴位注射是在特定的穴位上注入药液以治疗疾病的一种方法。一般以局部取穴为主,选择合适的注射器和针头。常规消毒局部皮肤后,将针头按照毫针刺法的角度和方向要求,快速刺入皮下或肌层的一定深度,并上下提插,出现针感后,若回抽无血即将药物注入。通过针刺与药液对穴位的刺激及药理作用,调整机体的功能,达到治疗目的。一般每穴注入0.5~1ml药液,每天或隔天注射1次。

耳病穴位注射多用于治疗耳鸣、耳聋、耳胀、耳眩晕等病证。可选用耳区邻近的穴位1~2个,根据病情,注入调补气血、通经活络、行气祛瘀的药物,如黄芪、当归、川芎、红花、丹参等注射液。鼻病穴位注射多用于治疗鼻窒、鼻渊、鼻鼽、鼻槁、嗅觉不灵等病证。可从鼻部邻近的穴位选择1~2穴,根据疾病虚实不同而选用不同的药液,如实证、热证,可选用柴胡注射液、红花注射液、丹参注射液等,以清热解毒,凉血活血,消肿通窍;虚证可选用当归注射液、川芎注射液、黄芪注射液,或维生素B$_1$、维生素B$_{12}$注射液等,以补血养血,温经通窍。咽喉病穴位注射多用于治疗乳蛾、喉痹、梅核气、鼾眠、喉瘖、口疮等病证。可从咽喉部邻近的穴位选择1~2穴。药物选用有虚实之不同,实证可选用丹参、红花、柴胡、板蓝根等注射液,虚证可选用当归、川芎、黄芪及维生素B$_1$、维生素B$_{12}$等注射液。

6. 自血疗法

自血疗法实际上就是抽患者自己的静脉血注射到皮下,是一种非特异性刺激疗法,可产生一种非特异性脱敏作用,促进白细胞吞噬作用,从而增强机体免疫力。本法常运用于变应性鼻炎。

有学者提出,自血疗法治疗变应性鼻炎中的机制为:人体血液内含有多种微量元素、抗体、激素和酶类,血液注入穴位后,刺激性质温和,吸收缓慢,起到长效刺激穴位的作用,通过经络的传导,特异性刺激机体产生自身抗体,从而产生一种非特异脱敏作用促进白细胞吞噬作用,从而提高机体免疫力,调节机体免疫功能,提高机体的脱敏性及对病邪的耐受性,恢复机体的正常功能,使疾病得到痊愈。

7. 针刀疗法

针刀,又称"小针刀",是在古代九针中的镵针、锋针等基础上,结合西医学外科用手术刀而发展形成的,是在治疗部位刺入深部到病变处进行轻松的切割,剥离有害的组织,以达到祛病的目的。目前随着对针刀疗法的发掘,针刀逐渐成为耳鼻喉科的一种常见的外用治疗方法,其主要运用在耳鸣耳聋、眩晕、变应性鼻炎、咽炎等疾病。通过笔者体验发现,针刀在耳源性眩晕急性发作时疗效颇佳,起效快,满足患者急切止眩要求,安全、副作用小,不影响疾病后期的前庭代偿。

8. 埋针疗法

作用机制及运用同穴位埋线。

参 考 文 献

1. 谢强. 耳鼻咽喉科针灸疗法历史渊源探讨[J]. 中医眼耳鼻喉杂志,2012,1(2): 1-2.

2. 熊大经,刘蓬. 中医耳鼻咽喉科学[M]. 北京: 中国中医药出版社,2012.8

3. 陈秀华. 中医传统外治特色疗法[M]. 北京: 人民卫生出版社, 2013: 12.

4. 吴慎. 黄帝内经五音疗疾[M]. 北京: 人民卫生出版社, 2014: 8.

5. 王士贞. 中医耳鼻咽喉科学[M]. 北京: 中国中医药出版社, 2002: 28-30.

6. 程爵棠. 熏洗疗法治百病[M]. 第3版. 北京: 人民军医出版社, 2013: 2-6.

7. 韩德民. 嗓音医学[M]. 北京: 人民卫生出版社, 2007: 223.

8. 章秀明. 药枕治疗机理浅谈[J]. 中医药临床杂志, 2005, 17 (3): 303-304.

9. 严启伟. 中药香囊的发展概况及研究进展[J]. 内蒙古中医药, 2012, 31 (19): 77-78.

10. 朱士顺, 朱佳蓉. 被头香囊在鼻科病中的应用[J]. 中医外治杂志, 2001, 10 (6): 28.

11. 韩小伟, 程淑碧, 蔡芬芳, 等. 安神热奄包足浴治疗肾虚不寐疗效观察[J]. 护理学杂志, 2009, 24 (13): 51-52.

12. 苏亚平. 华佗五禽戏对人体作用新论[J]. 中医教育, 2004, 23 (5): 75-76.

13. 侯丽. "鸣天鼓"结合针刺治疗椎-基底动脉供血不足性眩晕肝阳上亢证的临床观察[D]. 南京中医药大学, 2008.

14. 袁小芳, 谢强. 谢强刺营论治咽喉急症机理探讨[J]. 江西中医药, 2013, 44 (9): 14-15.

15. 刘大新. 割治法治疗变应性鼻炎技术操作规范[C]//2012年中华中医药学会耳鼻喉科分会第18届学术交流会暨世界中医药学会联合会耳鼻喉口腔专业委员会第4届学术年会论文集, 2012: 92.

16. 《针灸技术操作规范第11部分: 电针》项目组. 中华人民共和国国家标准 (GB/T 21709-11-2009) 针灸技术操作规范第11部分: 电针[J]. 中国针灸, 2010, 30 (5): 416-419.

17. 黄少君, 郭桂琴, 姜蓉, 等. 背俞穴自血疗法治疗常年变应性鼻炎临床观察[J]. 上海针灸杂志, 2013, 32 (6): 484-486.

鼻 病 篇

伤 风 鼻 塞

伤风鼻塞是由于外感风邪引起的,以鼻窍不通、流涕、喷嚏,甚至不闻香臭等为临床症状的一类疾病。本病四时均可发生,尤以冬春两季为多,病程较短,一般数日可愈。由于外感之寒热邪毒有别,及侵犯之途径不同,有风寒、风热之别。对伤风所致鼻塞,古代文献描述较多,如《伤寒杂病论》中桂枝汤之"鼻鸣"、《杂病源流犀烛》所谓"鼻塞不利"等,但单独列卷列章来讲述该病的较少,散见于伤风、嚏、流涕、窒塞等病证范畴内。此病相当于西医学的急性鼻炎。

本病受六淫之气的变化影响较大,其发病主要在于邪气过盛,超出人体抵御范围,或卫阳不足,风邪乘袭。六淫相犯,风邪夹寒夹热为主,加之或起居失宜耗损正气,太阳之气弱,使肺卫失其藩篱之用,风邪乘袭而致病。风为百病之长,常夹寒、夹热客于人体而致病,故有风寒、风热之别。

伤风鼻塞的中医外治法治疗优势

伤风鼻塞是由触冒风邪而引起的疾病,起病急,病程短,病情轻,相当于西医的"急性鼻炎",以鼻塞、流涕、喷嚏为主症,且有一定自限性,中医多考虑以疏风解表,散邪通窍治之,予以按摩导引、针灸、埋线、浴足等方法进行治疗,操作简单方便,效果良好,如浴足法等,患者可在家中自行操作,能较快改善症状,减少复发几率,安全无副作用。

伤风鼻塞中医外治法注意事项

伤风鼻塞在诊断上须与其他感染性疾病,如风温、白喉、麻疹等相鉴别,如考虑有鼻窦炎、变应性鼻炎则须对症处理,以防误诊漏诊,急性鼻炎若超过两周症状改善不明显,则要及时调整治疗方案,以防拖延为慢性鼻炎。其次,若反复伤风鼻塞要考虑肺气虚弱,卫气不固,在改善症状的同时,予以扶正祛邪,补益肺气。

伤风鼻塞临床常用中医外治法

1. 揿针

主要穴位　迎香、印堂、合谷。

配穴　风寒者加列缺、外关;风热者加曲池、大椎;正气不足者可加足三里;头痛者加太阳;咽痛者加鱼际。

操作方法　选用(0.9~1.5)mm长的揿针,按穴位贴入,留针72小时(夏天留48小时),早晚各揉按1次,用力不宜过大,每次顺时针15次,逆时针15次,以达到加强局部刺激的作用,嘱患者揿针粘贴处避免用力搓揉,防止脱落。

出处　笔者经验方案。

编者按　此方案辨证加减后适用于各类型伤风鼻塞。伤风鼻塞即风邪客于肺卫致鼻窍不通,病位表浅,不须过多穴位针刺,防其药重病轻之虞。揿针为皮内针的一种,针具极短、极细,作用于浮络、孙络、皮部,通过刺激局部穴位,可调节该经气血,疏通腠理,使邪气得以外出,从而有效地改善症状。迎香穴为治疗鼻部疾病的重要穴位,出自《针灸甲乙经》:"一名冲阳,在禾髎上鼻下孔旁,手足阳明之会,刺入三分。"为手、足阳明经交会穴,接收足阳明胃经的五谷浊气并向胃经输送大肠经的清阳之气,胃与肠在此交换天部之气,鼻居面中,为肺之窍,司呼吸、通天气、主嗅觉、辨五气,故迎香穴位于鼻旁,助鼻交换内外之气,针刺迎香可改善鼻部通气状况,恢复鼻的正常功能。印堂在面中,两眉之间,属督脉,常同迎香合用治疗鼻塞。合谷作,为大肠经原穴,属阳主表,《四总穴歌》言"面口合谷收",总治头面诸疾,该穴能起到疏表散邪的功效。

2. 浴足

药物组成 迷迭香5g、生姜10g、艾叶20g、桂枝10g。

操作方法 上诉药物煎水后倒入高筒足浴盆中,水位没过足三里,一般睡前进行,1次/天,30分钟/次,可连续使用3天。

浴足时自觉全身发热微汗为度,浴足温度,一般控制在40~50℃为宜,避免烫伤皮肤。饭前、饭后30分钟不宜进行足浴,足浴时足部血管扩张、血容量增加,造成胃肠及内脏血液减少,影响胃肠的消化功能。糖尿病患者伴有末梢神经改变的不宜浴足或浴足时放入温度计进行测量,防止烫伤。足浴过程中应注意观察神志、面色、汗出等情况,发现异常应立即停止并予以相应处理。足浴后立即擦干双脚。若足浴盆较低浅,浴足时可用毛巾浸泡药水热捂足三里处,也可达到效果。

出处 笔者经验方案。

编者按 本方案适用于外感风寒邪气所致的伤风鼻塞。足部为人体全息的局部表现,人体的五脏六腑在脚上都有相应的投影,脚是足三阴之始,足三阳之终,双脚分布有60多个穴位,与内外环境相通。通过热水浸泡足部,使其微微汗出为度,伤风鼻塞中风寒之邪客于肺卫,病在肌表,浴足可使腠理开泄,使邪有出路,《黄帝内经》中说:"肾出于涌泉,涌泉者,足心也。"肾经之气犹如源泉之水,来源于足下,涌出灌溉周身四肢各处。热气通过足底循经而上,温通四旁,可达桂枝汤之功,疏风散寒通窍,方中加入迷迭香,以取其辛香走窜,行气祛风的功效。

3. 鼻部按摩导引

主要操作 方法有鼻背按摩与迎香穴位按摩等,既可由医生对患者进行按摩,也可指导患者自行按摩,用于鼻塞、流涕、嗅觉减退等病证。下面介绍两种常用的鼻部按摩方法:

(1)鼻背按摩: 将两手鱼际部搓热,然后分别于鼻背由鼻根向迎香穴往返按摩,至有热感为度,然后再分别由攒竹向太阳穴按摩,使局部有热感,每日3次。

(2)迎香穴按摩: 用食指于迎香穴上点、压、揉、按,每日3次,以觉鼻内舒适为度。

出处 《中医耳鼻咽喉科学》。

编者按 此方案适用于各类型伤风鼻塞。该法虽出自教材,但笔者在临床应用屡屡起效,故此在这里加以推荐。《养生书》曰:"常以手中指于鼻梁两边,按摩二三十遍,令表里俱热,所谓灌溉中岳……以润肺也。"即为鼻部按摩,通过手法按摩鼻部周围,传导热力渗透皮肤,使毛细血管相应扩张,可改善鼻部通气状况,从而达到疏通鼻窍的作用。此方法简单易行,可作为日常养生的锻炼方式,长期坚持导引锻炼可延年益寿,减少鼻塞症状,预防伤风鼻塞的发生。

<h2 style="text-align:center">参 考 文 献</h2>

熊大经,刘蓬. 中医耳鼻咽喉科学[M]. 北京: 中国中医药出版社,2012: 113.

<h1 style="text-align:center">鼻　疔</h1>

鼻疔是指发生于鼻前庭、鼻尖、鼻翼处的疔疮疖肿,以形小根

紧、突起如椒目为特征,相当于西医学的"鼻疖"。一般多由挖鼻、拔鼻毛或外伤致鼻前庭皮肤损伤和继发感染,也可继发于鼻前庭炎,鼻腔、鼻窦发生化脓性炎症时,因脓液反复刺激,局部皮肤损伤,诱发感染,糖尿病及抵抗力低者易患此病。

以局部红、肿、热、痛等化脓性炎症为主要表现,可伴有全身不适,疖肿一般在1周内自行穿破而愈,病情严重者可导致上唇和面颊蜂窝织炎,甚至引起颅内感染。中医对鼻疖认识较早,华佗在《中藏经·卷中》称为"白丁":"白丁者,起于右鼻下,初起如粟米,根赤头白,或顽麻,或痛痒,使人憎寒头重,状若伤寒,不欲食,胸膈满闷,喘促昏冒者死,未者可治,此疾不过五日,祸必至矣,宜急治之。"隋代《诸病源候论·卷二十九》称之为"鼻生疮",考虑为肺热上冲于鼻而致病。《证治准绳·鼻疔》说:"鼻疔生于鼻内,痛引脑门,不能运气,鼻大如瓶,黑色者不治。"鼻疔的发病迅速,须尽早治疗,若迁延不治则邪毒蔓延引起神志症状。历代医家认为鼻疔虽病位在鼻,但鼻为肺之窍,若肺经火热,毒邪上攻,气血凝滞,鼻气不通,发为疖肿;鼻为足阳明经所过,若外感六淫,饮食辛辣炙煿、醇酒厚味,湿热蕴结于脾胃,发为热毒循经上犯,气血凝滞于鼻,鼻气不得宣调,清道壅塞,可发为鼻疔,可知鼻疔的发生与肺、胃两脏关系密切。

鼻疔的中医外治法治疗优势

使用清热解毒的中药外敷可改善患者局部红肿疼痛的症状,同时在急性期可以在大椎穴刺血拔罐,以达到清泄阳热,消肿止痛的目的,可以迅速缓解症状。对于该病来说,病情较轻浅者可单独使用外治法治疗,但是病情重者,单纯使用中医外治法治疗并不能完全对疾病起到治愈作用,同时需要配合清热解毒、疏风散热类中药内服,尚能更快速地治疗疾病。

鼻疔中医外治法注意事项

若此病失治误治可出现"疔疮走黄"之证,因此治疗时需密切观察患者病情,一旦发现上唇和面颊蜂窝织炎,甚至神昏、项强等病候时,及时予以西医相应的对症处理,不可延误。总而言之,使用中医外治法在鼻疔的治疗中是有必要的,但却不能忽视其局限性及该病自身所存在的风险性,应当内外联合治疗,既发挥中医的特色优势,又须警惕"疔疮走黄"的出现。另外,慢性病例或多次反复发作要排除糖尿病。

鼻疔临床常用中医外治法

1. 香连金黄散外敷

药物 香连金黄散为我院院内纯中药制剂(成都中医药大学附属医院/四川省中医医院制剂室生产,每袋30g),外敷,以醋或冷茶水调敷于患处,达到清热解毒、消肿止痛的功效。

具体操作 将香连金黄散约5g倒置敷药盘,加适量水或冷茶水调制成糊状,用棉签蘸取后轻轻涂至鼻部患处,时间为30分钟左右,至药面完全干燥后用水冲洗干净,一天3~4次,可连续使用2周。

注意事项 适用于鼻疔早期及未成熟期,在涂抹过程中应尽量轻柔,避免用力触碰引起疼痛及感染扩散,若涂敷过程中出现红肿加重或其他过敏表现须及时停药,若脓已成熟须考虑切开排脓,以免迁延病情。

出处 笔者经验方案。

编者按 香连金黄散为成都中医药大学附属医院的院内制剂,为多种中药打粉研细而成,具有良好的清热解毒效果,主要成分有木香、大黄、姜黄、白芷、天花粉、黄连、黄芩、黄柏、厚朴、陈皮、苍术、生天南星、生半夏、甘草、白及、矮桐子等,其中黄连、黄柏、黄芩、大黄清泄少阳三焦之热,活血解毒,木香、陈皮行气通瘀,矮桐子为治疮疡痛病的要药。金黄散直接作用于患处,可以清热解毒,消肿止痛。另外,在临床时应注意涂药时须避开疮头,主要在疖肿的四周涂搽药物,以便于予邪以出路。

2. 刺血疗法

穴位 内庭、商阳、太冲。

操作方法 先在针刺部位揉捏推按,使局部充血,然后右手持针,对准已消毒过的部位迅速刺入。刺入后立即出针,轻轻挤压针孔周围,使出血数滴,然后以消毒棉球按压针孔即可。所选取针具可以是三棱针或者针刀,或者注射器针头。

出处 笔者经验方案。

编者按 刺血疗法对于急性鼻疔的红、肿、热、痛具有明显的缓解作用,手法宜轻、浅、快、准,同时病在表,进针不宜过深,进针深度为0.1~0.2寸。本法能很快缓解症状,但同时需要配合药物内服治疗。

参 考 文 献

黄选兆. 实用耳鼻喉头颈外科学[M]. 第2版. 北京: 人民卫生出版社, 2005: 105.

鼻　窒

鼻窒,又称鼻齆(wèng)、齆鼻。由鼻腔黏膜或黏膜下的炎症持续数月以上或炎症反复发作所致,以长期鼻塞、流涕为特征的慢性鼻病。多因脏腑虚弱,邪滞鼻窍所致,鼻塞可呈交替性、间歇性、持续性,可伴有流涕,头痛,嗅觉下降等症状。相当于西医学的慢性鼻炎。

临床上以鼻塞为主要症状。鼻塞呈间歇性或交替性。病变较重者,可呈持续性鼻塞,鼻涕不易擤出为表现症状,久病者可有嗅觉减退,及伤风鼻塞反复发作史。中医传统治疗方法中有许多关于本病的外治疗法,如针刺、灸法、滴鼻、揿针、蒸汽吸入、药粉嗅吸、导摩、耳针、耳穴贴压。

关于本病的中医外治法,古籍记载非常多,现存最早的方剂医书《五十二病方》中记载:"茹,湿磨盛之,饱食饮酒……者,嗅之。"同样也是现存有关鼻腔用药的最早记载。另《千金翼方》《外台秘要》《圣济总录》《幼幼新书》均有治疗鼻窒的中医外治方法,不仅选药构成根据辨证组成灵活,而且外治方法也多种多样。如《外台秘要》中:"短剧疗鼻中窒塞。香膏方。白芷、当归、芎、细辛、辛夷、通草、桂心、熏草(各三分)上八味,咀,以苦酒渍一宿,以猪膏一升煎,以白芷色黄成膏,滤去滓,取少许点鼻中,或绵裹纳鼻中,以瘥止。(《千金》无桂心,不用熏草,用莽草)《千金》鼻塞多年,不闻香臭,清水出不止方。"《圣济总录·卷第一百八十·小儿门》:"小儿鼻塞。治小儿囟气虚肿,鼻塞不通。白芷膏方:白芷、细辛(去苗叶)、木通(锉)、当归(切焙各半两),上四味,锉如麻豆大,以羊髓四两,与药同入铫子内,慢火熬。候白芷黄成膏,绞去滓。贮瓷器中,每用少许,敷囟上,兼纳鼻中。"

鼻窒的中医外治法治疗优势

西医治疗本病多采用鼻内糖皮质激素、减充血剂、鼻腔生理盐水冲洗及手术治疗为主,疗效确切,但长期使用易致药物性鼻炎、鼻黏膜肿胀或影响鼻黏膜纤毛运动,病情容易复发或引起药物依赖性,相对西医治疗鼻窒常用药品血管减充剂、激素类药物,中医外治法避免了使用上述药物的副作用,增加了治疗的安全性;另外,由于西药治疗本病最长治疗时间的限制,中医外治法具有可长期、重复使用的优点。

鼻窒中医外治法注意事项

在开始治疗前,应注意辨证为先,常见的证型有:肺经蕴热,壅塞鼻窍;肺脾气虚,邪滞鼻窍;邪毒久留,血瘀鼻窍。此外,还应根据临床表现,如持续性鼻塞、间接性鼻塞,分辨清患者属于慢性单纯性鼻炎还是慢性肥厚性鼻炎,再行诊治。本病病机与肺、脾二脏功能失调及气滞血瘀有关,所以同时配合中药内治,调节脏腑阴阳,以达到标本兼顾,帮助患者建立健康通气功能的目的。

鼻窒临床常用中医外治方法

(一)针灸疗法

1. 体针+灸法

主穴　迎香、印堂、风池、上星。

配穴　外邪袭表者加攒竹透鱼腰、列缺、合谷、颈夹脊;痰湿中阻者,加丰隆、阴陵泉、三阴交、足三里、天枢。气滞血瘀者加血海、气海、条口透承山、膈俞。

操作方法　患者平卧,以针刺部位为中心常规消毒,1寸毫针直刺迎香穴,进针约0.3寸;1寸毫针于印堂进针,向下颏方向进针约0.2~0.3寸;1寸毫针风池穴,针尖微下,向鼻尖斜刺0.5~0.8寸,针刺风池穴时须严格掌握进针方向和深度。鼻局部穴位对针刺较敏感,行针刺时,手法要轻柔,避免强刺激,如患者不能耐受,则每次可选1~2穴交替治疗。辨证为肺脾虚弱的可用温针灸。于双侧足三里挂上灸段,每次灸30分钟,或针后足三里直接灸。每日治疗1次,5~7天为1个疗程,连续治疗2个疗程后,症状缓解较差的,休息1周再行治疗。

出处　笔者经验方案。

编者按　本法辨证加减后适用于各类型慢性鼻炎。慢性鼻炎多为肺脾气虚或气滞血瘀、痰湿积聚所致。中医认为,鼻为肺窍,肺脏的功能强健与否,可直接在鼻子有所反应,脾为肺之母脏,母子同病,故肺脾气虚时必然引起气道不通,气不摄津,表现为鼻塞、流涕,甚则久治不愈,气滞血瘀,可引起头闷、头痛、嗅觉减退或丧失等症状。治当培土生金,疏通经络。迎香穴,为临床治疗鼻疾常用穴位,"迎,迎受也;香,脾胃五谷之气也",故针刺该穴可接受胃经供给的气血,为培土生金之法。风性轻扬,颠顶之上惟风可到,风池乃风邪蓄积之所,而鼻窒常由外感风邪所诱发,因此选风池激发阳热风气以疏散风邪。印堂穴是人体三大经络的汇集之地,分别是:起于内眼角的足太阳膀胱经,起于鼻旁的足阳明胃经,从印堂正中穿过的督脉。膀胱经主宰身之表,胃经主宰血气,督脉则主宰人一身之阳。针刺此穴以达疏散头部风邪、调和阴阳、畅达气机,从而达到通窍的目的。外邪侵袭加攒竹透鱼腰、列缺、合谷、颈夹脊,用泻法;痰湿中阻者,加丰隆、阴陵泉、三阴交、足三里、天枢,体质虚弱的可用灸法,激发经脉经气,增强补虚的力量。气滞血瘀者加血海、气海、条口透承山、膈俞,用泻法。针灸治疗慢性单纯性鼻炎、慢性肥厚性鼻炎,在治疗期间要注意饮食调摄,少食辛、辣、油炸等热性之品;海鲜等咸海产品容易刺激诱发炎症,这类食品最好不食;治疗后要注意自我保健,平时鼻局部及额面部可用热敷,使局部的血液循环改善以达到预防保健的目的;保持心情开朗,起居劳作有度,注意休息;积极锻炼身体,以增强身体的抗病能力,最终依靠鼻腔的自身保护功能抵抗外界致病因素的侵袭。

2. **揿针**

取穴 迎香、合谷、印堂。

配穴 感外邪者可加大椎、鱼际、列缺等;痰湿重者可加丰隆、足三里;气血不调者可加血海、气海等;气虚者可加中脘、天枢、气海、关元等。

操作方法　在埋针部位常规消毒,剥离胶布,持有带胶布的一端,将针尖对准穴位,垂直按下,揿入皮下,尽量保证胶布平整地贴于皮肤上,并用指腹按压,以患者自觉轻微刺痛为度。留针3天(夏季2天),留针期间可间歇性刺激埋针处,并尽量保持局部干洁,可以适当按压以加强刺激,勿用力揉搓。

出处　笔者经验方案。

编者按　本法辨证加减后适用于各类型慢性鼻炎。《素问·离合真邪论》有"静以久留"的刺法,揿针埋入穴位后可在局部穴位产生持久而稳定的刺激,持续刺激穴位、经络气血有序的运行,激发人体经气,促进人体全身气血的运行,从而达到驱邪治病的目的。

笔者选用迎香配合谷,加之局部取穴,可以使筋络通畅,肺气得宣,鼻窍通利。其中迎香配合谷为治疗鼻炎的经验用穴。合谷为大肠经原穴,属阳主表,宣泄气中之热,升清降浊,疏风散表,宣通气血。二穴相伍,加强了宣肺通窍之功。印堂穴位于人体额部,在两眉头的中间,有明目通鼻、宁心安神的作用。使用时可根据患者辨证进行穴位加减,如有肺经蕴热、外感风热之邪等热证表现的患者可加用大椎、鱼际清热泄肺;伴有痰湿内蕴的患者可加用丰隆去痰;若为久病血瘀者可加用血海通络活血。揿针较普通针刺,既有能刺激局部穴位、疏通经气的共同优点,也具有作用持久而稳定、操作方便、安全性更高的优点。揿针痛刺激较小,相对于需要接受普通针刺治疗的有困难的小儿患者,此法更有独到的运用优势。

3. 平衡针

取穴　鼻通穴。

配穴　心病穴、肺病穴、感冒穴。

操作方法　针刺部位常规消毒,鼻通穴:位于颧骨下缘中点,于鼻塞同侧取穴,针尖向鼻尖,进针深度2~4cm,两步到位手法,即第一步将针尖刺入人体内,第二步将针尖刺入到要求深度,可实施强化针刺法,然后即刻出针,以达到局限性针感出现酸麻胀为度。肺病穴:位于前臂掌侧,腕关节至肘关节上1/3处。同侧取穴,操作方法同鼻通穴。感冒穴:半握掌时,第三掌骨与第四掌骨间及指掌关节前凹陷中,针刺方向:平刺,进针约1.5~2寸,针刺手法:一步到位针刺手法。心病穴:右侧前臂外侧的正中,中、下1/3,针刺方向:针尖向上斜刺1.5~2.5寸,针刺手法:一步到位针刺手法。

出处　笔者经验方案。

编者按　本法适用于各类型鼻炎。平衡针是由北京军区总医院王文远教授经过多年潜心研究所提出的一种针法。笔者跟随学习后,根据平衡针理论结合临床实际,采用鼻通穴配合肺病穴治疗本病,此法特点在于,治疗穴位易于定位,操作简单且快速,不论病性虚实,病程长短,辨证为何,施以此法即可达到立竿见影的通窍之效。心主血脉,久病瘀血阻滞,若患者病程迁延,并伴有持续性鼻塞、下鼻甲紫黯,脉涩等瘀血象,可配以心病穴鼓动心气畅行,顺以血行。

4. 穴位敷贴(伏九贴)

选穴　肺俞、膈俞、肾俞、脾俞、足三里。

药物　由白芥子、细辛、元胡、干姜、王不留行、桔梗等按比例研磨而成。

操作方法　在每年农历三伏、三九天期间,预约患者进行治疗。用时将配置好的药粉用蜂蜜调成糊状,取1分钱硬币大小置于专用敷贴中央,贴在上述穴位上,在伏九期间,一九(伏)、二九(伏)、三九(伏)分别贴一次。成人一般敷贴6个小时。小儿皮肤较嫩,应注意敷贴时间不宜过长。贴药时间可视患者情况而定。如发痒、灼痛感不甚明显者,则可敷贴较长时间,期间忌食生冷,辛辣,油腻,忌食海鲜;注意保暖。

出处　笔者经验方案。

编者按　本法适用于各类型慢性鼻炎的防治。白芥子辛能入肺,温中化痰,合细辛、干姜温中散寒、行水开窍。元胡、王不留行活血行气,并以桔梗载诸药上行。《黄帝内经》认为天人相应,人和自然界是一个有机的整体,"三伏""三九"是自然界阴阳消长转化的时节,在此阴阳交替变化时节,通过温性药物激发人体的阳气以达到扶正驱邪的效果,并通过调和阴阳,提高免疫力,减少疾病发生频率和降低本病发生的严重程度。对呼吸系统及消化系统都有防治作用。

5. 风池穴杵针开阖按压法

操作方法　用金刚杵针尖接触一侧风池穴皮肤,医者逐渐贯力达杵针尖向下行杵,进杵的深度以病人能忍受为度,持续约半分钟,促使气血向四周分散,随之杵针慢慢向上提,但不离开皮肤,以达气血还原的目的,然后再次进杵,以此循环三次,每日三次。

出处　赵文经验用法。

编者按　本法适用于各类型慢性鼻炎的防治。杵针疗法为成都中医药大学附属中医院李仲愚主任医师受于先祖,历十四代传承,经李老六十多年的研究发展起来的一种独特的治病方法。杵针治疗时,有针具不入皮肤、取穴精简、手法简易、兼针刺与按摩之长的优点。笔者受教于李老的入室弟子赵文先生,吸杵针治疗之验效,发挥应用于治疗此病。河车路指人体气血通过经络运行,周而复始,如环无端。杵针疗法是指使用杵针在河车路上运用各种手法促进人体气血运行通畅。河车椎脑段即以脑户穴到大椎穴为中线,两旁与两眼内眦、瞳仁及外眦之间距离相等的左右三条线,为河车脑段。风池穴正位于外眦相对的最外侧河车椎脑段。风为阳邪,其性轻扬,头顶之上,惟风可到,风池穴在颞颥后发际线者中,手少阴、阳维之会,主中风偏枯,少阳头痛,乃风邪蓄积之所,故名风池。本病常见于伤风鼻塞失于调治或反复发作,邪热伏肺,久蕴不去,致邪热蕴结鼻窍,鼻失宣通,气息出入受阻为病,因此借以杵针按压局部穴位,疏通气血,祛风通络,以达通窍的功效。

6. 耳穴压豆法

取穴　内鼻、肺、肾上腺、额、内分泌。

操作方法　首先将王不留行籽贴在0.7cm见方的胶布中间，在贴穴范围内进行常规消毒，再将王不留行籽对准穴位贴上，嘱患者用手指按压，使局部产生酸、麻、胀、痛等局部得气的感觉。每日3~5次，每次10分钟左右。每贴压1次可持续5天，休息3天再行2次压豆。若连续贴压5次无效者，可改其他方法治疗。

出处　笔者经验方案。

编者按　本法适用于各类型慢性鼻炎的防治。《灵枢·口问》云："耳者，宗脉之所聚也。"耳穴压豆是将耳部的生物信息通过局部刺激，再加上耳部与脏腑之间的经络联系，调畅气机，疏通气血，平和阴阳，使人体各脏腑之间保持相对协调，提高免疫能力，达到有病治病，无病防身的目的。肺开窍于鼻，鼻窒多由肺气不固所致，按压鼻、肺、额三穴，达到标本兼顾，刺激局部疏通经络，通窍的目的。肾上腺、内分泌，调节体内内分泌水平，从而达到收缩鼻甲以通鼻窍的目的。

（二）导引法

1. 小儿鼻窒推拿

穴位　运内外八卦、黄蜂入洞、打马过天河、退六腑。

操作方法　运内八卦：患者掌心朝上，以内劳宫为圆心，卦即在此圆上，分为乾宫、坎宫、艮宫、震宫、巽宫、离宫、坤宫、兑宫八宫。医者以左手握住患者，圆心至中指根横纹内2/3和外1/3交界点为半径，而此点为"离"卦，画一圆，内八四指，大拇指按于"离"卦上，运卦时避免运到此卦，引起心火亢盛，从乾卦到兑卦，即以顺时针方向运卦，称为顺运内八卦。

运外八卦：在掌背外劳宫周围，与内八卦相对处，以拇指做顺时针掐运。一般操作2~4分钟。

黄蜂入洞：以一手轻扶患儿头部，使患儿头部相对固定，在操作部位及施术者手部常规消毒,另一手食、中两指指端着力,紧贴在患儿两鼻翼内侧下缘处(口禾髎),以腕关节为主动,带动着力部分做反复不间断揉动50~100次,每次至少5分钟。

打马过天河:医者左手握住小儿左手或右手,掌心向上,露出小儿手臂,医者用右手食指、中指蘸取清水,自小儿前臂内侧腕部向肘部如弹琴似的轻轻拍打,拍打中向同一个方向吹气,5~6次为一回,如此拍打100~300回,可以在左右手臂交替,以小儿手臂经拍打出现潮红色为佳。

退六腑:在患者前臂尺侧(近小指的一侧),从阳池至肘成一直线,用拇指或食、中两指指腹自肘部向前推向腕部,直推100~300次。

出处　笔者经验用法。

编者按　鼻窒或可因脾胃虚弱,运化不健,失于升清降浊之职,湿邪留滞鼻窍,而致鼻窍不通,或可因母病及子,由脾胃虚弱,升发之气不足,而致肺卫外不固,肺气不升,而表现出肺脾不足无以通窍之象。内、外八卦顺运即有宽胸理膈,顺气化痰,行滞消食之效,既可升胃气,又可收敛中气。因此,脾胃虚弱,或胃气不升者,以此法运脾胃之气,促进水湿运化;调升降,促胃气上升,共奏健脾利湿,补中卫外而通窍的目的。且因小儿脏腑娇嫩,易阴易阳,脾胃常运化失调,施以此法,更彰疗效。

对于"黄蜂入洞"此种推拿手法,多本小儿推拿按摩书籍中均有记载,由于历代医家的理解不同,此法的定穴达六七种之多,每种方法相去甚远,但都有解表散寒之效,本书操作方法参照最有鼻病治疗针对性的方法,即《幼科铁镜》所记载的方法,书中记载:"洞在小儿两鼻孔,我食将二指头,一对黄蜂也。其法屈我大指,伸我食将二指,入小儿两鼻孔揉之,如黄蜂入洞之状。"《幼科铁镜》以手法操作时的轻重缓急来定补泻,即轻缓为补,反之为泻。黄蜂入洞的具体位置在两鼻翼内侧下缘处,相当于口禾髎,此穴属于大肠经穴,患者外感风寒清涕较多时,使用本法能刺激大肠经穴引津液下行,以达到祛风散寒,通窍止涕的功效。单独使用本法的疗效有限,还需配合其他穴位或内治法一同治疗,方可共奏通窍止涕之效。另,此法适用于治疗,平素保健不宜使用。

打马过天河于拍打处吹气能带走一部分热量,使高温之体有路可泄,本法性凉,治一切发热病症,行气和血,通利关节脉窍,如有鼻窒且合并有发热表现的患儿尤适用于此法。若热势太盛,甚则热入营血分,则常与退六腑合用,以图增强泄热之功。

《灵枢·本脏》曰:"六腑者,所以化水谷而行津液者也。"《素问·五脏别论篇》曰:"六腑者,传化物而不藏,故实而不能满也。"从阴阳对应的关系上讲,六腑属阳。"退六腑",即清退六腑的热邪,它还有助于把体内的糟粕排出体外。六腑在中医上就是指胆、胃、大肠、小肠、三焦、膀胱六个脏器的合称,具有受纳、传化、排泄功能,六腑的主要生理功能是受纳,腐熟水谷,泌别清浊,传化精华,将糟粕排出体外,所以六腑以和降通畅为顺。生理特点是传化物而不藏,实而不能满,满即容易郁而生热。退六腑即是帮助六腑顺其生理特性,助糟粕排泄,通畅腑气,化解郁结,以达到降低体温之效。鼻窒患儿合并高热时使用此法能标本兼顾,施用尤佳,如果兼有肺脾气虚者,可联合补五脏同用。

2. 局部按摩

操作方法　患者取坐位,医者坐于患者头前方,先用右手拇指按揉印堂穴2分钟,再用食指按揉两侧鼻通、迎香穴约2分钟,医者将双侧大鱼际搓热,以双手鱼际推擦鼻翼两侧,3~5分钟,以透热为度。以上操作也可由患者作为日常保健按摩,自行施行。

出处　笔者经验用法。

编者按　本法适用于各类型慢性鼻炎的防治。如若脾肺肾气亏虚,津液不得宣化,损脾胃生发之机,营运之气不能上升,邪滞空窍,故鼻不利,而不闻香臭。迎香本意指接收胃中气血之意,如《会元针灸学》提到:迎香者,迎者应遇,香者芳香之味,香气近鼻无知无觉,刺之即知。又因足阳明宗气所和,开窍于口,脾味香,故名迎香。按压本穴能够发挥腧穴近治以达到疏通经络、降胃中之浊气、通窍利鼻的作用。鱼际,手太阴肺经穴,具有气化肺经水湿,散发脾土之热的作用,肺开窍于鼻,肺气虚弱,气化功能失常,易受寒邪侵袭。肺失清肃,以致邪滞鼻窍,壅阻清窍。即肺经不利时,其相对应之官窍也会出现相应的症状。鱼际具有解表、化浊之效,患者自行反复搓双鱼际则是疏通肺经之经气,加之用鱼际之热度传透于双侧鼻翼,使得局部经络通畅,气血运行条达,以达鼻塞自通的目的。另外,每天坚持搓按鱼际,能够增强肺经卫外御邪的功能,长期能达到改善患者易于感冒的体质,降低鼻部症状发生率,减少产生鼻塞的诱因。

(三)香囊嗅法

药物组成　苍耳子12g、细辛6g、白芷9g、荆芥6g、防风9、金银花9g、连翘9g、川芎9g、冰片5g、檀香9g、皂荚9g、矾石9g。

操作方法　将以上各味共研细末,以香囊保存佩戴。

出处　笔者经验方案。

编者按　本法适用于各类型慢性鼻炎的防治。本方是按照中医药理论,中医鼻科疾病的生理病理特点及中医外治法、吸嗅疗法的理论进行的。鼻科疾病较之其他科的疾病来说具有明显的局部症状的特点,但其本质又与全身性疾病密切相关。中医理论认为肺开窍于鼻,鼻道的通畅有赖于肺气的充沛和宣发肃降功能的正常,而肺属娇脏,外主皮毛,风寒、风热之邪侵犯人体,必先伤于皮毛而内淫于肺,致皮毛营卫失调而肺失宣降,故鼻塞不通、鼻流清涕、头昏、头痛等症俱见。若外感之邪不解,又内因胆经郁热上扰,影响于脑,下移于鼻则发生鼻渊,又称"脑漏",症见鼻塞不通、不闻香臭、鼻涕浓浊,而伴头痛、头晕、目眩等,故《素问·气厥论》曰"胆移热于脑,则辛頞鼻渊"。为此,鼻病的治疗既要注意全身性的整体调整,又要注意适当的局部治疗,而本方组成和施药方式正可适应鼻病治疗的这种要求。方中首先针对鼻病的病因病机,选用细辛、白芷、苍耳子为君,疏风解表、祛邪止痛,三者均可宣通肺卫、畅达鼻窍,是为鼻病之正药;辅以荆芥、防风以增疏风解表之功,是为风寒之邪侵袭肌表,肺卫失宣,邪滞鼻窍之治;辅以银花、连翘以增加疏散风热、宣畅肺卫之能,是为风温之邪,走鼻窍而上受于肺,致肺气不宣,鼻塞之治,君臣之药合力既祛风寒外袭之邪,又除风热上受之弊,使胆经郁热除而不能上扰于脑,下移于鼻,以除鼻窒之病本,佐以疏风清上、利气止痛之川芎,使上犯清空之地的风阳之邪散解,气血畅利,窍道通达,痛止神清,实为上升头面、祛邪疗疾之要药;方中又以冰片、矾石为使,冰片辛香宣散,矾石分清别浊;既能宣散风寒风热之邪气,又能通利鼻窍头目,使诸邪去而神清气爽。全方诸药合用有祛风散邪、宣肺通窍、清上爽神之功效,故可用治风寒、风热之邪所致鼻塞不通、多涕、浓涕、香臭不辨、头痛、头昏等鼻科病证。全方药物以粉末分子形式通过鼻道吸嗅达肺,可迅速起到宣肺通窍、祛风调卫的作用,且使用方便快捷,病人无负担,不失为一理想的鼻科治疗及保健佳品。

附: 熏洗法

方药1 薄荷、牛蒡子、蝉衣、菊花、柴胡各19g;黄芩、生地、连翘、鱼腥草各15g;辛夷、细辛、苍耳子、白芷各12g;生甘草6g。水煎后用蒸气吸熏鼻部,每次15分钟,每日3次,10天为1疗程。

方药2 金银花15g,苍耳子15g,白芷10g,川芎10g,防风10g,冰片5g,用细孔纱布包好加水1000ml,温火沸开20分钟,取汁备用。

操作方法 每次取中药制剂30ml,放入雾化吸入器做雾化吸入,每次30分钟,每天2次,连做2周。

出处 《中药熏吸治疗鼻炎临床举隅》中的经验介绍。

编者按 本法适用于热蕴鼻道的慢性鼻炎的防治。肥厚性鼻炎是由单纯性鼻炎迁延而致,属中医"鼻窒"范畴,鼻炎反复发作,热蕴鼻道,引起黏膜充血肿胀,甚则流脓性分泌物,使鼻塞流涕经久不愈,引起前额疼痛,上方清热解毒与透邪通窍之品合用效敏,加之强化疗程,巩固疗效,方取告愈之功。

(四)冲洗法

操作方法 选用自拟鼻炎汤,方药组成:辛夷花10g、苍耳子6g、白芷10g、鹅不食草10g、金银花10g、连翘10g。

药物加减 鼻干者加玄参、生地等;鼻腔充血,分泌物多者加大黄;若对冷、热、花粉过敏者加地龙。上药水煎2次,取药液200ml,待温后用鼻腔冲洗器冲洗鼻腔,每日2次,共观察14天。

出处 《冲洗法治疗慢性鼻炎98例》张继芝、姜小英经验。

编者按 本法适用于各类型慢性鼻炎的防治。慢性鼻炎中医称之为鼻窒,临床上使用西药、血管收缩滴鼻药往往会引起药物性鼻炎或无效。用封闭疗法及下鼻甲切除术不易被患者接受。中药汤剂治疗鼻窒根据中医辨证论治的原则,选择通窍为主的药物,临床上根据证型加减,具有因人而异、治疗个体化的优点,因此外用冲洗鼻腔往往能取得较好疗效。

参 考 文 献

1. 金义成. 小儿推拿[M]. 上海:上海科学技术文献出版社,1981.

2. 高先德. 中药熏吸治疗鼻炎临床举隅[J]. 中医外治杂志,1998,7(3):41.

3. 张继芝,姜小英. 冲洗法治疗慢性鼻炎98例[J]. 北京中医药,2006,01(25):52.

鼻鼽

鼻鼽指以突然、反复发生的鼻痒、喷嚏、流涕、鼻塞为主要特征的鼻病。包括西医学变应性鼻炎、血管运动性鼻炎、嗜酸性粒细胞增多性鼻炎等。该病临床上主要表现为鼻痒、流涕、喷嚏等临床症状，发作多突然且多有反复，可伴有眼痒或头胀，呈季节性发作或遇到气温骤变、环境中有刺激性物质存在等因素而发作。西医认为，变应性鼻炎的发病机制属于Ⅰ型变态反应，由特应性个体接触致敏原后导致由IgE抗体激发细胞膜一系列的生化反应，促使以组胺类介质为主的释放，并有多种免疫活性细胞和细胞因子等参与的鼻黏膜慢性非感染性炎性反应。

鼻鼽一词早见于《黄帝内经》，在古代文献中又有鼽、嚏、鼽鼻、鼻流清水等别称。关于鼻鼽发作之病因病机，古代医家主要责之于肺、脾、肾三脏的亏虚，外邪侵袭，犯及鼻窍，壅塞津液出现的鼻塞、流清涕、喷嚏等症状。《素问·至真要大论》曰"少阴司天、客胜则鼽嚏"，《太平圣惠方》有云"肺气通于鼻，其脏若冷随气乘与鼻，故津液流涕，不能自收也"，《素问·阴阳大象论》"（肾）气大衰，九窍不利，上实下虚，涕泣俱出矣"等文献，分别从不同角度论述了鼻鼽与环境变化、寒邪、虚损等关系。古今医家对鼻鼽之论述屡屡皆是，发病之因不外物虚实寒热，肺、脾、肾、肝各有侧重。中医传统治疗在其理论基础上有所差异。《普济方·针灸·鼻涕出》"鼻生清涕，穴通天承光治头风目眩"，"鼻出清涕，目泪出，穴神庭治鼻鼽清涕出"，《备急千金要方》"涕出不止，灸鼻两孔与柱齐七壮"等记载比比皆是。

中医传统疗法在治疗鼻鼽方面，种类繁多，疗效逐渐得到认可,并不断地得到推广。中医外治法不但能控制鼻鼽患者的症状,而且在一定程度上减少其复发率。针刺类如腹针、火针、耳穴、平衡针、耳穴等;艾灸类如天灸、隔药灸、单穴灸等;以及按摩、拔罐、穴位刺络、伏九贴敷、雾化、自血疗法等。

鼻鼽的中医外治法治疗优势

鼻鼽是以突然和反复的鼻痒、喷嚏、流清涕、鼻塞为特征的鼻病,本病常呈季节性,亦有常年发病者,本病病因以肺脾肾三脏虚损为主。虽不危及生命,但影响患者生活质量。临床治疗方法多种多样,西医如脱敏疗法、激素、抗组胺等治疗,疗效短,易于反复。中医外治法在治疗鼻鼽方面尤其侧重不同,标本兼顾,按照其病情的轻、中、重度不同,季节变化不同以及个体差异等选择相应的中医传统治疗方法。中医外治法治疗还有见效快,毒副作用小的特点。中医外治法治疗鼻鼽方法,多种多样,如普通针刺、揿针、穴位贴敷、穴位埋线、刃针、艾灸类等,根据笔者经验,变应性鼻炎急性发作期,可选用刃针、埋线、揿针解除鼻塞、流涕、喷嚏症状,缓解期、发作期应加强自身体质调护,可选用伏九贴、自我按摩、艾灸等调理气血、激发正气、扶正祛邪。

鼻鼽中医外治法注意事项

在中医外治过程中,如针刀治疗,应把握相关适应证,严格无菌消毒;对高敏体质,穴位敷贴过程中,应注意药物的过敏反应,对于儿童应把握贴敷时间。普通针刺难以接受的患者,可选用平衡针、揿针治疗等。应针对鼻鼽的近期症状的缓解情况,以及远期复发率情况调整合适的方法。内服中药,内外兼治尤为重要,以"外治之理,即内治之理;外治之药,亦即内治之药"为宗,应充分发挥中医外治法在鼻鼽治疗中的应用。

鼻鼽临床常用中医外治方法

（一）针灸疗法

1. 温针灸

主穴　下关、足三里（温针灸）。

配穴　百会、天牖穴、合谷。

操作　患者取仰卧位，常规消毒穴区皮肤部，下关穴，在颧骨下缘中央与下颌切迹之间的凹陷中，闭口取穴，用0.30mm×40mm毫针，略向下进针，进针深度约为3cm，下关穴进针拔针要快，拔针后按压数分钟，避免发生血肿。其他穴位常规针刺，足三里温针灸。每次治疗时间为30分钟。部分患者治疗后可能会出现牙根酸痛，这是正常的治疗反应，一般24小时左右即会消失。

出处　笔者经验方案。

编者按　本方案适用于鼻鼽肺脾气虚证、卫阳不足之证。温针灸足三里及下关穴是四川省自贡市中医院康复科鄢路洲主任经验，笔者配以百会、天牖穴、合谷以加强其升阳、固表、祛伏邪之力，使治疗效果持续，笔者常用此方案加减治疗妊娠、哺乳期妇女，如果患者系妊娠期则去合谷，余穴不变。下关穴为足阳明、少阳之会穴，隶属足阳明胃经的面部经穴，出自《灵枢·本输》。下，属阴，特指本穴调节的气血物质为属阴、属下的浊重水湿。关，关卡、枢机之作用。"关"《说文解字》曰：关，以木横持门户也。该穴名意指本穴对胃经上输头部的气血物质中阴浊部分有关卡作用。取下关以其能御风邪于外，护卫正气，不使开泻，达到止涕固阳的目的。笔者在针灸治疗鼻鼽时，尤重视"下关穴"的选择，下关穴对头部之气血物质，尤其是阳明经气的调节作用，疏利清阳之气以走清窍。《灵枢·邪气脏腑病形》指出："十二经脉，三百六十五络，其血气皆上于面而走空窍……其宗气上出与鼻而为嗅。"故而深刺下关，一定程度上调动面部之阳气,起到通络利窍作用。下关、合谷四个关口,上下相配,合谷为手阳明大肠经原穴,肺与大肠相表里,内外相治,以达宣肺通腑、理气通窍;下关穴,胃经上输头部的气血在此分清降浊,清阳之气则上输于头部,从而达到止涕固阳的目的。下关穴的解剖位置,有丰富的静脉丛,正当面神经颧眶支及耳颞神经分支,最深层为下颌神经。深部为蝶腭神经节,蝶腭神经属于三叉神经的第 2 支,在上颌神经干下方约2mm处与翼管神经一起进入蝶腭神经节,参与蝶腭神经节的构成,而蝶腭神经节是人体最大的副交感神经节。蝶腭神经节内包含感觉神经纤维交感神经根与副交感神经根,交感神经有促使血管收缩的功能,因而能使鼻黏膜及海绵体内血流量变小、腺体分泌物减少;而副交感神经则有扩张血管的功能,能使海绵体内充血、鼻黏膜膨大、腺体分泌物大量增加。现在研究认为,深刺下关穴可直达、刺激蝶腭神经节,充分调节、改善鼻部的局部血液循环,提高鼻自主神经的兴奋性,恢复神经末梢健康状态,从而达到提高机体的免疫能力,降低机体过敏状态。

足三里施以温针灸,达到温补脾肾以固阳气,培土生金。灸足三里以养先后天之气,足三里为足阳明胃经之合穴,足阳明胃经循行走面部至额颅,并与督脉于发际处相交会。温针灸此穴有升阳、益气之功效。"经脉所过,主治所及",灸刺三里穴,又可疏通头面之清阳,使气升而畅达;"天牖者,阳气属天,颈项向阳处,故名天牖"。诸穴相配,上下相配,远近相宜,针灸结合,共达"健脾益气、升阳固本"之效。

2. 揿针

主穴 迎香(双侧)、合谷(双)、足三里(双)、关元。

操作方法 常规消毒后,揿针垂直穴位刺入,固定后留置一定时间,一般3天后取下,注意勿搓揉、水浸泡施术部位,可间歇按压埋针部位。

出处　笔者经验方案。

编者按　本方案适用于鼻鼽缓解期的运用,特别是对于体虚元气不足者,或者可用于对针刺具有恐惧感的儿童患者。《针灸甲乙经》:"鼻鼽不利,窒洞气塞。"迎香穴为手阳明大肠经之腧穴,阳明经多气多血,调理鼻窍局部气血运行,肺与大肠相表里,其可宣发肺气。《素问·玉机真脏论》:"脾为孤脏,中央土以灌四傍……其不及则令人九窍不通。"合谷、足三里、关元共奏补肺健脾、调气、开窍之功。揿针间歇性按摩可增强针感,持续的刺激作用,气至而有效。

3. 平衡针

选穴　鼻炎穴、感冒穴、肺病穴治疗。

操作方法　选用0.30mm×75mm针具垂直刺入上述穴位2~4cm,快速进针,局部产生酸、麻、胀感后出针,不留针。左侧鼻塞取右侧穴位,右侧鼻塞取左侧穴位,双侧鼻塞取双侧穴位。

出处　笔者经验方案。

编者按　本方案适用于鼻鼽发作期的治疗。鼻炎穴,位于颧骨下缘的中点,针刺鼻炎穴具有缓解过敏症状,增加对机体的耐受量,促使致病因子及早排出,促进血液循环,促进组织修复,是治疗鼻炎的有效穴位,对于易晕针、不耐受普通针刺者,编者常常施平衡针灸治疗。另外,在临床中,也有少数患者,经其他外治无效,改用平衡针效佳。

4. 针刀

选点　肺俞、心俞(双)。

操作方法　患者取俯卧位,暴露出肩颈部皮肤。穿戴好口罩、帽子后取点,取双侧肺俞穴、心俞穴共4个治疗点,用记号笔标记好取点位置。用碘伏消毒后,铺巾,戴无菌乳胶手套,以针刀(0.5mm×40mm)局部刺激:垂直进针点进针后纵行铲拨2~3次后,刀尖转为横行切割2~3次;进针深度为1cm左右。出针后使用纱布按压止血5~7分钟,注意观察出血情况,如出血较多可根据情况延长按压的时间。

出处　笔者经验方案。

编者按　本方案适用于各类型鼻衄。刃针治疗本病,创面小,易于操作,效果明显。

5. 腹针

选穴　选取以引气归元(中脘、下脘、气海、关元)为主穴,配以中脘下、中脘旁、滑肉门、上风湿点、章门、期门。

操作方法　患者仰卧,暴露腹部,根据患者的胖瘦选择30mm或50mm毫针,根据病程的长短决定针刺深度,垂直于皮肤进针,过皮后缓慢刺入至相应深度(中脘、下脘、气海、关元深刺至地部,滑肉门、上风湿点、天枢、大横、章门、期门中刺至人部),进针时避开腹部的毛孔、血管,施术轻、缓,一般采用只捻转不提插或轻捻转、慢提插的手法。针刺时不强调"得气",不要求患者有酸、麻、胀感,留针30分针。同时,配合TDP照射腹部。

出处　笔者经验方案。

编者按　本方案适用于鼻衄患者的全身调理,可配合其他外治法施术。腹针疗法由薄智云教授创立,是一种以神阙系统为核心,通过针刺腹部的特定穴位,治疗各种急、慢性疾病的新针灸疗法。腹针疗法治疗时微痛或无痛,不仅安全可靠,而且治疗周期短、见效快。腹针疗法可调补肺脾肾,疏理气机,疏肝理气。腹部与全身脏腑经络均有密切联系,足阳明经别"入于腹里",足阳明之筋"上腹而布",足太阴经"入腹",足厥阴经"抵小腹",任脉"循腹里",任脉络"下鸠尾,散于腹"。鼻衄与肺、脾、肾三脏关系密切,《灵枢·脉度》曰:"肺气通于鼻,肺和则鼻能知臭香矣。"肺开窍于鼻,肺卫不固,外邪侵袭鼻窍,而发为鼻塞、清涕等。脾胃后天之本可滋养清窍,脾失健运,则津液停聚而多发为衄涕。肾作为脏腑阴阳之本,主纳气,肾虚则摄纳无根易发生喷嚏。元阳虚弱则影响肺之温煦作用而易感外邪。本方案中的中脘、下脘可理中焦,同时按照腹针腹部神龟图理论,中脘对应鼻,因此同时选用中脘下、中脘旁,加强疏通经气、通络止鼽之功。气海为元气汇聚之处,有补气、调气之功,关元为"肾间动气"之处,可以培补元气。滑肉门、上风湿点位居于上,可调中、上焦,补益气血之功。章门脾经之募穴,期门肝经之募穴,"门"为气血出入之门户,两穴相配可健脾疏肝,理气活血。上述穴位合用,共奏运脾、振阳、理气之效。

6."鼻炎十针"治疗方法

选穴 百会、印堂、迎香(双)、下关(双)、合谷(双)、足三里(双)。

操作方法与疗程 患者取仰卧位,穴区皮肤用75%乙醇棉球消毒,取规格为30mm×(40~50)mm的一次性无菌针灸针,下关穴自颧弓下缘与咬肌前缘交界处向内后上方进针,进针深度约为40mm,达蝶腭神经节,患者可有瞬间放电及齿痛感;其余穴位常规针刺得气后留针30分钟,留针期间每隔10分钟行手法1次,百会穴、足三里穴采取提插捻转补法,其他穴位采取提插捻转泻法,30分钟后起针,用消毒干棉球按压针孔;下关穴进针起针手法要轻快,拔针后即用消毒干棉球压迫穴区数分钟,以免出血及皮下血肿;每日治疗1次,10次为1个疗程,休息3天后,进行第2疗程,治疗3个疗程。

出处 《"鼻炎十针"治疗过敏性鼻炎的疗效对比观察》王胜经验。

编者按 本方案适用于鼻鼽肺脾不足证患者。"鼻炎十针"的选穴依据,以"扶正祛邪"为基础,百会为诸阳之会,调动一身之阳气,配以印堂穴明目通鼻之功效;下关、合谷为四关穴,疏理气血运行至枢纽,清阳之气得以出清窍,足三里为足阳明胃经之合穴,调理后天之本,提高机体免疫能力以抗邪。诸穴相配,共达扶正祛邪之效,在临床上应用广泛。

7. 火针配合闪罐

取穴 印堂、迎香、上星、合谷。

操作方法 穴位局部常规消毒后,手持消毒好的细火针,在酒精灯上将针体前端三分之二烧至发红,然后迅速对准穴位点刺,深度可至皮下。症状较轻者点刺后立即将针提离穴位,症状较重或病程较长者,可将针在穴位处停留数秒。然后取神阙穴,用闪罐法连拔4~5次,再留罐3~5分钟,以皮肤潮红为度。隔日1次,5次为1个疗程。共治疗3个疗程。

出处 《火针配合闪罐治疗过敏性鼻炎60例》李运峰经验。

编者按 本法适用于各类型鼻鼽。火针疗法,古称"焠刺""烧针"等,火针是用火烧红特制的针具快速刺入穴位,以治疗疾病的一种方法。它具有通经活络,驱寒之功效,火针的刺激和灸的温热的双重作用,行气和发散之力增强。祛邪外出,并促进局部血液循环,调动自身经气的运行,从而提高自身的免疫能力。神阙穴系先天之命缔,后天之气舍,可疏通经络,助阳行气。闪罐具有调整脏腑功能、平调阴阳的作用,并可温经散寒,神阙闪罐,简便易行,效果显著。

8. 穴位埋线

选穴 迎香、印堂、风池、合谷、足三里、血海。

操作方法 使用无菌剪刀将3号羊肠线剪成1~1.5cm长的线段数段备用。先用碘伏消毒所取穴位,术者戴上医用手套,用镊子将制备好的羊肠线套入7号注射器针尖内。左手绷紧皮肤,右手持针快速刺入皮内,得气后迅速将针退出。

注意事项 迎香穴埋线进针时需特别注意一定要埋在鼻旁沟内,偏内或偏外都会影响疗效,无菌操作也很重要。

出处 笔者经验方案。

编者按　本法适用于肺脾气虚证鼻鼽。《灵枢·终始》:"久病者邪气入深,刺此病者,深内而久留之。"可吸收羊肠线在相应的腧穴液化、分解、吸收的过程中,刺激腧穴产生经气感传效应,并达到长久持续的刺激,激发自身免疫系统,提高抗过敏的能力。现代研究表明,穴位埋线具有明显的免疫调节作用,可增强T细胞介导的细胞免疫和体液免疫功能,增强NK细胞的细胞毒功能,减弱自身免疫反应。笔者在应用穴位埋线治疗鼻鼽时,局部与整体结合密切,调脾贯彻始终。迎香为手、足阳明之会穴;印堂为经外奇穴,为督脉所过之处,督脉沿此下行经鼻柱达鼻尖;因肺开窍于鼻,合谷为大肠经原穴、与肺相表里;此三穴为通鼻窍之要穴。足三里为属胃络脾,可补养后天之本,调和气血阴阳,血海穴,足太阴脾经之腧穴,《金针梅花诗钞》血海条曰:"缘何血海动波澜,统血无权血妄行。"针刺血海可以补血调血,能引血归经。以上各穴经埋线后,既有针刺效应,又有"长效针感"效应。各穴合用,共奏疏风解郁、宣肺利鼻通窍的作用。同时,这一操作方法是笔者受教于湖南一位老中医的经验,笔者在临床中发现此埋线方法的优点在于针尖小,操作简便,不用局部麻醉,疼痛刺激弱,患者易于接受。此外,笔者认为,穴位埋线作为一种创伤性疗法,羊肠线对自身而言为入侵异体,如应用不当,可能会出现红肿、感染、瘙痒等变态免疫反应。应用时应严格把握适应证、禁忌证。

9. 热敏灸

选穴　取迎香、风池为主穴。

配穴　若属风寒表虚者,可根据敏化穴位常探寻肺俞、关元等穴;若属风寒夹湿者,可根据敏化穴位常探寻脾俞、足三里、中脘等穴。

操作方法　依次按照回旋、雀啄、往返、温和灸4步法进行操作,先回旋灸1分钟温热局部气血,继以雀啄灸2分钟加强敏化,循经往返1分钟激发经气,再以温和灸发动感传、开通经络。当患者感受到艾灸发生透热(艾灸从施灸部位皮肤表面直接向深部组织穿透)、扩热(以施灸点为中心向周围扩散)、传热(灸热从施灸点开始循某一方向传导)和非热觉中的一种或一种以上感觉时,即为发生腧穴热敏化现象,该探查穴为热敏化腧穴。重复上述步骤,直至所有的热敏化穴被查出来。选择上述热敏化强度最强的穴位实施艾条温和悬灸,每日1次,施灸时间以该穴热敏灸消失为度(一般为30~60分钟)。每10天为一个疗程,每2个疗程之间休息2~3天。

出处 《热敏灸迎香、风池治疗过敏性鼻炎的临床研究》蔡加经验。

编者按 本法辨证加减后适用于各类型鼻鼽。热敏灸又称热敏悬灸,全称"腧穴热敏化艾灸新疗法",简称"热敏灸",属于针灸的一种,不用针、不接触人体,无伤害、无痛苦、无副作用,效果优于一般临床针灸。热敏灸为陈日新教授的科研成果,热敏灸感是人体经气激发与运行的表现,也是内源性调节被激活的标志。"灸之要,气至而有效",通过热敏悬灸,扩热、透热、传热的方式,激发腧穴本身经气,增强经气在经络循行的传导,即经气感应,气至病所而有效。从而达到调理脏腑经络气血之目的。

(二)穴位贴敷

1. 耳穴贴压

穴位 内鼻、外鼻、额、肺、脾、肾、内分泌、神门。

操作方法 患者取坐位,准确选取耳穴标记,然后将耳廓常规消毒三遍,将做好的王不留行籽,对准穴位贴敷,贴敷力度适当,以刺痛、胀痛、微热为度。

出处 笔者经验方案。

编者按 本法适用于各类型鼻鼽。《灵枢·口问》曰:"耳者,宗脉之所聚也。"耳穴作为全身疾病的反应点,耳穴按压刺激耳部,从而达到调理全身脏腑,疏通经络的作用。内鼻、外鼻、额可通鼻窍,抑制鼻部黏膜水肿,疏散解表。内分泌提高机体免疫能力,防过敏之作用。肺、脾、肾有益气固表、振阳、健脾之功效,神门位于耳三角窝内,神经分布丰富,耳穴贴压神门,可增加基底、椎动脉之血供,而达醒神止痒之功效。诸穴合用,标本兼顾,起到疏通经络,抗过敏的作用。

2. 伏九贴

选穴　大椎、肺俞、膈俞、肾俞、膏肓穴、足三里。

药物　由白芥子、细辛、元胡、干姜、王不留行、桔梗等按比例研磨而成。在每年冬季农历三九(伏)天期间,预约患者进行治疗。用时将配置好的药粉用蜂蜜调成糊状,取1分硬币大小置于专用敷贴中央,贴在上述穴位上,在伏九期间——一九(伏)、二九(伏)、三九(伏)分别贴一次,每次选3个穴位。成人一般敷贴6小时。小儿皮肤较嫩,应注意敷贴时间不宜过长,一般在2~4小时。贴药时间可视患者情况而定。如发痒、灼痛感明显者则应取下,如果出现灸疮则予相应处理。

出处　笔者经验方案。

编者按　本法适用于各类型鼻鼽。清·吴师机《理瀹骈文》:"外治之理即内治之理,外治之药即内治之药。"针对肺卫不固,阳气不足,脏腑功能虚弱的鼻鼽患者,三九(伏)贴外治时,一般选用白芥子、细辛、元胡、干姜、王不留行、桔梗等,具有辛散温通的天然中草药,增强其温通之效,根据患者体质及疾病本身,选取特定的穴位进行贴敷,以气相应,以味相感,通过药物对穴位的温热刺激,温煦脏腑经络,驱散内伏寒邪,以达到温肺散寒、温通经络、振阳、健脾益气等治疗作用,对人体呼吸系统、消化系统等多种疾病均有良好的治疗和预防作用。

(三)导引类

自我按摩

患者先自行将大鱼际摩擦至发热,再贴于鼻梁两侧,自鼻根至迎香穴反复摩擦至局部觉热为度。或以两手中指于鼻梁两边按摩

20~30次,令表里俱热,早晚各1次。再由攒竹向太阳穴推按至热,每日2~3次。可于每晚睡觉前,自行按涌泉穴至发热,并辅以按摩足三里、三阴交、合谷等。

出处 笔者经验方案。

编者按 本法适用于各类型鼻鼽。"急则治其标,缓则治其本",患者自身常年按摩迎香、太阳、足三里、涌泉,顾护正气,可达到事半功倍的效果。经常按摩可调和气血,宣通鼻窍,则诸症去矣。常规按摩手法简便易行,易于掌握,疗效明确,患者易于接受。

(四)其他

1. 自血疗法

选穴 取肺俞穴、双侧足三里穴。

操作方法 首先消毒肘部静脉,抽血2ml,抽血完毕之后,立即向患者的肺俞穴、双侧足三里穴注射,每个穴位的注射量控制在0.5ml。每周注射1次,持续4周为一个疗程。

出处 笔者经验方案。

编者按 本法适用于肺脾不足证之鼻鼽。血液疗法于《本草纲目》有记载:"气味咸,平,有毒,主治羸病人皮肉干枯,身上麸片起,又狂犬咬,寒热欲发者,并刺血热饮之。"自血注入肺俞、足三里可达益气健脾,调和气血之功效。现自血疗法应用广泛,如心血管系统、呼吸系统、消化系统、过敏性疾病、各种痹痛证等,大多可取得较好的疗效。

2. 平衡火罐

操作方法:分别于背部一上一下各定一玻璃罐,均匀、有力,在膀胱经、华佗夹脊穴,一个由上,一个向下顺时针闪罐,闪罐时要甩腕,快、准,爆出巨大声响,两罐施行吸附、拔起、再吸附的顺时针循环动作,闪罐3~4圈,罐印微红为佳;继涂抹少许石蜡油,分上、中、下三部施走罐,手法由轻到重;最后于膀胱经、华佗夹脊排罐,留罐时间5分钟。

出处　笔者经验方案。

编者按　本法适用于肺卫不足型鼻鼽。平衡火罐疗法是王文远教授平衡医学理论的一大特色，是在平衡学理论的指导下，借助火罐的机械刺激、温热作用，疏通经络气血运行，激发人体的自我调节、自我修复能力，从而达到温经散寒、舒经活血、平衡阴阳的作用。督脉为"阳脉之海"，总督一身之阳经，并上行于脑。足太阳膀胱经从上到下贯通整个人体，其五脏之背俞穴，内调脏腑，祛病邪。《素问·至真要大论篇》曰："诸病水液，澄澈清冷，皆属于寒"。鼻鼽肺卫不足，阳气虚损为多。平衡火罐可调动一身之阳气，温煦脏腑周身，气血运行自如，阴阳升降相宜，阳气致密，则邪不得入侵。

3. 雾化

中药雾化方药　干姜15g，鹅不食草30g，徐长卿30g，荜菝30g，辛夷20g，水蛭10g，甘草6g。

操作方法　将以上中药用冷水浸泡30分钟，水超过药面1cm，然后煎煮20分钟后，倒入药液约500ml，过滤去渣。待冷却后，将药液10ml和生理盐水10ml加入雾化器的雾化瓶中，用双孔鼻腔雾化管插入鼻部，开机后用鼻腔吸气，口腔呼气，每次20分钟，每日2次，五天为一个疗程。

出处　《中药雾化治疗常年性过敏性鼻炎临床观察》刘毅经验。

编者按　本法适用于鼻鼽，以黏膜水肿、鼻塞、头昏等症状为主者。常年性过敏性鼻炎患者，久病多瘀、久病入络，选用活血化瘀、消肿通窍之药物雾化，可解除过敏性鼻炎之黏膜水肿、鼻塞、头昏等症状。诸药合用可祛风通窍，消肿解毒、散寒行滞，增强局部代谢而达到治疗目的。

4. 鼻丘割治

操作方法　先用棉片浸润2%利多卡因加少许肾上腺素于双侧

鼻丘及鼻中隔前端黏膜下局部麻醉后,用镰状刀分别刺入双侧鼻丘黏膜下2~3mm,进行"井"字形拨动、切割;然后刺入双侧鼻中隔前端黏膜下进行"井"字形挑割,划痕。

出处 《割治法联合鼻内激素治疗变应性鼻炎疗效观察》蔡燕文经验。

编者按 中医割治疗法属中医特色疗法的一种,疗效显著,备受医家推崇。通过刺激机体的相应穴位、某部位皮肤,以增强自身的免疫能力。从而达到治病的功效。割治鼻丘可直接针对鼻黏膜的靶器官,改善鼻黏膜的病理情况而发挥疗效。

5. 小儿推拿

操作方法 主要采用运水入土、运土入水、运太阳、迎香、推坎宫、揉高骨等方法。

运水入土: 用运法由小儿小指指腹部的肾经穴起,沿手掌的尺侧和掌根部至大指指腹的脾经穴,30~50次。

运土入水: 用运法由小儿拇指指腹部的脾经穴起,沿手掌的掌根和尺侧部,至小指指腹的肾经穴,30~50次。

推坎宫: 用拇指从眉心向眉梢做分推,推动30~50次。

运太阳、迎香: 用运法运太阳、迎香穴,每次30~50次。

揉高骨: 高骨在耳后入发际,乳突后缘下凹陷中。用拇指或中指端揉,揉30~50次。

出处 笔者经验方案。

编者按 本法适应于小儿鼻鼽患者的平时调理及预防保健。运水入土、运土入水、运太阳、迎香、推坎宫、揉高骨等方法可达到运脾健脾,开辟通路,引邪外出,祛风散邪之效。小儿鼻鼽患者多责之于虚,根之于"脏腑娇嫩,形气未充","稚阳未充、稚阴未长"的生理特点。又小儿脏气清灵,小儿推拿可调节其脏腑之功能而达到防病治病之效。又小儿推拿具有简单易学、方便易行、小儿不受痛苦,易于接受等优势,对一些服药效果不佳的患者或患儿的预防保健,疗效显著。

参 考 文 献

1. 王胜. 深刺下关穴为主治疗过敏性鼻炎[J]. 针灸临床杂志,2010,26(04):45-46.

2. 谢辉,贺小飞. 平衡针配合普通针灸治疗过敏性鼻炎临床观察[J]. 上海针灸杂志,2013,32(6):482-483.

3. 王胜.“鼻炎十针”治疗过敏性鼻炎的疗效对比观察[J]. 针灸临床杂志,2015,1(31):15.

4. 李运峰. 火针配合闪罐治疗过敏性鼻炎60例[J]. 中国民间疗法,2013,6(21):26-27.

5. 张光奇,向开维,杨孝芳,等. 穴位埋线对实验性大鼠溃疡性结肠炎粘附分子CD44、CD54及白细胞介素2的影响[J]. 中国针灸,2002,11:765-768.

6. 蔡加. 热敏灸迎香、风池治疗过敏性鼻炎的临床研究[J]. 赣南医学院学报,2014,6(34):942.

7. 陈日新. 重视热敏灸感是提高灸疗疗效的关键[J]. 针刺研究,2010,4(35):311.

8. 刘毅. 中药雾化治疗常年性过敏性鼻炎临床观察[J]. 广西中医药大学学报,2014,4(17):49-50.

9. 蔡燕文. 割治法联合鼻内激素治疗变应性鼻炎疗效观察[J]. 长春中医药大学学报,2011,3(27):464.

鼻 槁

鼻槁是指由于阴血津液不能滋养鼻窍所致,以鼻内干燥、鼻黏膜萎缩、鼻腔宽大为特征,甚至出现鼻内大量干痂附着,鼻气恶臭。

鼻槁是一种发展缓慢的常见鼻病,多发生于干寒地区或干燥的工作环境,秋冬季节比春夏季节更为严重。西医学的萎缩性鼻炎、干燥性鼻炎可参考本病进行辨证论治。内外因均可引起鼻槁,内因多以肺、脾、肾虚损为主,阴虚无以上荣清窍,致使鼻窍黏膜干萎;外因多为受燥热邪毒侵袭,以致伤津耗液,鼻失滋养,邪灼黏膜,发生脉络瘀阻,黏膜干枯萎缩而为病。外感燥热之邪,侵袭上窍,先伤肺津,津液受灼,邪热伤络,败津伤肌,则肌膜亏萎,鼻内干燥;若肺肾阴虚,虚火循经上炎,津液被耗,可致黏膜干燥,涕痂积留,咽干灼热微痛;若肺脾气虚,肺不能输布津液,脾不能生化气血,使鼻失濡养,清窍干燥,故黏膜枯萎。病机总归与津伤而致鼻窍失养。笔者在临床实践中亦提出"鼻槁者,亦有气血瘀滞之象也"。

本病最早见于《灵枢·寒热病》:"皮寒热者,不可附席,毛发焦,鼻槁腊,不得汗。"《难经》《金匮要略》等后世医籍亦用"鼻干"等形容本病。

中医外治法治疗鼻槁,是以中医基础理论为指导,治疗遵循"养阴润燥,补虚填津,理气疏滞"为基本原则,根据病情及病理阶段,辨证论治使用外治手法,解决患者鼻干、鼻塞等鼻部症状。

鼻槁的中医外治法治疗优势

鼻槁是耳鼻喉科常规病症之一,目前针对鼻槁治疗手段繁杂,但效果欠佳,中医外治法通过使用中医辨证论治,借助中药外用、针灸、敷贴等外治法改善鼻腔黏膜功能,濡润鼻腔,达到恢复黏膜,改善鼻干、鼻塞等症状,缓解患者的痛苦。

鼻槁中医外治法注意事项

鼻槁,相当于西医学"萎缩性鼻炎",是一种以鼻黏膜萎缩或退行性变为其病理特征的慢性炎症,以鼻干、鼻塞甚至鼻内大量干痂附着,恶臭为主要表现的疾病,治疗中应病证结合,以清风细语之势徐徐濡润之。在鼻槁早期注意祛除病因,防御燥邪;在疾病中期,注意养阴润燥,滋养肺脾;疾病晚期不免气滞血瘀,注意理气调血,以升清降浊之法,寓阴于阳,使鼻黏膜恢复正常湿润功能。

鼻槁临床常用中医外治方法

(一)针刺疗法

主穴　迎香、合谷、下关、百会。

配穴　足三里、丰隆、阴陵泉、血海、太溪、复溜。

出处　笔者经验用法。

编者按　本法辨证加减适用于各类型鼻槁的治疗。鼻槁以鼻腔干燥为主要表现,大多数患者还表现有鼻塞、鼻臭等症状,使用针刺缓解鼻塞症状,同时刺激迎香穴,经研究表明,对于鼻黏膜纤毛摆动恢复正常具有正向作用;深刺下关穴可刺激蝶腭神经节,达到恢复鼻腔通气作用。配穴多以肺脾肾经穴位为主,根据病证随证配伍。脾虚无以濡养者,配以足三里、阴陵泉健脾升清;阴虚血亏者,多配以血海、太溪、复溜补益肾阴,滋阴潜阳,清窍得以濡养而筋肉得以康健。

(二)复方苍耳油滴鼻法

复方苍耳油制作方法　小麻油,苍耳子,辛夷,细辛。

操作方法　将温热的1000ml小麻油中加入籽粒饱满的打破的苍耳子160g,辛夷16g,细辛10g。浸泡24小时后,再用文火煮沸,到麻油熬至800ml左右,冷却后过滤瓶装备用。滴药时,头颈后仰,每侧鼻腔每次滴3~4滴,滴后用拇、食指反复捏鼻翼数次,使药液均匀分布于鼻腔黏膜,每天滴药3~4次,一个月为一疗程,2~4疗程即可见到疗效。

出处　《复方苍耳油治疗萎缩性鼻炎368例临床观察》韩桂亭等经验。

编者按　本法适用于各类型鼻槁的治疗。使用麻油及乳状膏剂作为介质,加载通窍增液润燥的中药,使中药药效便于吸收且降低外用药物对于鼻黏膜的刺激。小麻油,甘微寒无毒,入肺经,具有凉血解毒、止痛生肌之功用;苍耳子,甘苦温,入肺肝经,有通鼻窍,散风祛湿的功能,经西医学研究对金黄色葡萄球菌有抑制作用;辛夷,辛温,入肺胃经,具有祛风通鼻窍之功能,能祛表邪,现代药理研究辛夷对血管有轻度的扩张作用,可活血消炎,并对多种致病菌有抑制功能;细辛,辛温,入心肺经,有散风祛寒行水,通鼻窍之功。

（三）复方喷鼻剂喷鼻法

药物组成　包括乌梅、生地、玄参、维生素E等中西药。

操作方法　将鼻腔痂壳、分泌物等清理后,将复方喷鼻剂喷入鼻腔,每侧鼻腔2~5喷。

出处　夏跃虹等人发明的一种复方喷鼻剂。

编者按　本法适用于各类型鼻槁的治疗。复方喷鼻剂根据中医"养肺润燥,活血化瘀"的原理,药物组成包括乌梅、生地、玄参配伍酸甘化阴,起到滋阴润燥生津,促进黏膜腺体增生,活血化瘀,促进局部血液供应的作用;维生素E在局部形成脂膜,缓解鼻腔干燥,改善血液微循环,营养鼻腔黏膜,促进鼻腔黏膜康复。本发明中加入乳化剂制备成纳米滴鼻乳剂。本喷雾剂复合中西药成分的组合物,成分简单、药量小、无毒副作用、适合长期使用,经超声波萃取和制成纳米乳剂后,药效更强,持续时间更长,有助于萎缩性鼻炎的康复。

（四）熏鼻法

操作方法　润鼻汤中药煎水,作蒸汽或超声雾化熏鼻,每日1~2次。

药物组成　天冬10g,麦冬10g,石斛2g,天花粉10g。

出处　张树生主编《五官百病千家妙方》所载经验。

编者按　润鼻汤,方见《守素斋验方》。主治干燥性鼻炎,可煎汤口服,亦可以汤药蒸汽熏鼻。四药均能滋润生津、保肺增液,治疗阴虚所致鼻槁,收效甚好,不仅可外用熏蒸,亦可煎汤入水,内外兼治。在临床过程中,鼻槁的治疗除使用外治法外,常常内服中药汤剂,嘱患者煎药时,熏蒸吸入上腾的药液,每次30分钟,这样操作简便易行,内外同治,患者在家中亦可完成,大大提高了临床疗效。笔者在临床中亦使用鱼腥草注射液熏鼻,有效改善患者臭鼻、鼻腔大量干痂附着的问题。

(五)吹鼻点鼻法

天花粉散　天花粉研末同等量蜂蜜,拌匀。

苦杏仁泥　生苦杏仁捣烂。

鱼脑石散　鱼脑石粉9g,冰片0.9g,辛夷花9g,细辛3g,研磨成粉,吹鼻内,每日2~3次。

大蒜乳剂　紫皮大蒜取汁过滤,以生理盐水配成40%溶液或以甘油配成50%溶液。同时先将患者鼻腔痂皮抹净,棉球浸药放入鼻腔内,停留三小时取去,每日一次,十日为一个疗程。

操作方法　将备制药物剂纳入鼻腔内。

出处　民间传统外治法、《五官百病千家妙方》《中药大辞典》《中医耳鼻喉科学》。

编者按　本法适用于各类型鼻槁的治疗。鼻槁表现为鼻腔黏膜干燥,病久可见鼻腔内痂壳附着,甚至鼻臭难闻。中医传统外治法多用各类濡养滋润药物制成粉剂、膏剂、乳剂纳于鼻腔,使其长时间作用于鼻腔局部。自唐代起各类方剂繁多,备制方法繁琐,现选择具有代表性临床使用较多的几个方剂,举例说明吹鼻滴鼻传统外治法治疗鼻槁简便效佳的优势。需注意的是每次纳入药物时注意清理鼻腔,避免鼻腔残留多余药物,造成鼻塞等加重鼻部不适的因素存在。天花粉散方:天花粉研末同等量蜂蜜,拌匀,纳入鼻腔。天花粉甘苦酸而凉,可生津止渴,降火润燥,排脓消肿。蜂蜜甘平,可补中润燥,缓急止痛解毒。本方尤其适用于燥热所致鼻干,鼻肿痛。苦杏仁泥方:生苦杏仁,用法:捣烂,塞鼻腔内。苦杏仁,性味苦温有毒,功用祛痰止咳,清热润燥,润肠,用其治鼻中生疮结痂,鼻腔瘙痒,烧痛,干燥,收效甚好,且药食同源,小儿亦可接受,《千金方》中有记载。鱼脑石散:鱼脑石粉9g,冰片0.9g,辛夷花9g,细辛3g研磨成粉,出自《中医耳鼻喉科学》,吹敷于鼻腔,起到通窍止涕之效,应用广泛。亦有用大蒜乳剂者,大蒜乳剂:紫皮大蒜取汁过滤,以生理盐水配成40%溶液或以甘油配成50%溶液;同时先将患者鼻腔痂皮抹净,棉球浸药放入鼻腔内,停留三小时取去,每日一次,十日一疗程。大蒜性味辛温,功用行滞气,暖脾胃,消癥积,解毒,杀虫。借助大蒜味辛杀虫之效,可通鼻窍,一定程度减少臭鼻杆菌感染,结合甘油乳剂滋润的特点滋润鼻腔黏膜。《中药大辞典》有用本法治疗萎缩性鼻炎的记载。

(六)穴位埋线

穴位 血海、膈俞、三阴交、上星、足三里、照海。

操作方法 使用无菌剪刀将3号羊肠线剪成1~1.5cm长的线段数段备用。先用碘伏消毒所取穴位,术者戴上医用手套,用镊子将制备好的羊肠线套入7号注射器针尖内。左手绷紧皮肤,右手持针快速刺入皮内,得气后迅速将针退出。

出处 笔者经验方法。

编者按 本法辨证加减适用于各类型鼻槁的治疗。鼻槁初期患者除感觉鼻腔干燥外,多数伴有鼻塞症状,使用穴位埋线长期刺激穴位可通鼻窍,根据中医辨证,亦可配伍穴位,达到祛风润燥,滋阴润燥,理气活血的功效。

(七)耳穴压豆法

穴位 鼻、肺、脾、肾、内分泌。

操作方法 用王不留行籽贴压上述耳穴。

出处　笔者经验方法。

编者按　本法辨证加减适用于各类型鼻槁的治疗。取内鼻、肺、脾、肾、内分泌等穴,通过辨证论治,辨清内外因,通过耳穴刺激达到滋阴增液,理气化瘀的功效。

参 考 文 献

1. 韩桂亭,房学贤,刘林,等. 复方苍耳油治疗萎缩性鼻炎368例临床观察[J]. 中国中西医结合耳鼻喉科杂志,2005(6):345.

2. 夏跃虹,刘进录,左艳君,等. 复方喷鼻剂[P]. 中国专利号: 201410394350. 0,2014-08-12.

3. 张树生. 五官百病千家妙方[M]. 北京: 中国医药科技出版社,1994: 13-15.

4. 孙爱国,曹仁俊. 紫皮大蒜治疗萎缩性鼻炎[J]. 中国民间疗法,2003,11 (3):19.

5. 广州中医学院. 中医耳鼻喉科学[M]. 上海: 上海科学技术出版社,1980.

鼻　渊

　　鼻渊是指鼻流浊涕,如泉下渗,量多不止为主要临床特征的鼻病。临床上常伴头痛、鼻塞、嗅觉减退,鼻窦区疼痛,久则虚眩不已等症状。鼻渊在中医学中又被称为"脑漏""脑渗"及"控脑砂"等,首见于《素问·气厥论》中:"胆移热于脑,则辛颏鼻渊。鼻渊者,浊涕下不止也。"传统外治法治疗鼻渊方法众多,包括针灸疗法、穴位敷贴、塞药法、按摩导引法等。

　　中医学中关于鼻渊外治法的古代文献记录非常丰富,方法多种多样。首先在外用药物方面,多以芳香通窍,清热除涕之药物粉剂吹鼻或塞鼻中。如《圣济总录·卷一百一十六》中针对肺热鼻塞涕多的辛夷膏;《本草纲目·第四卷》的荜茇粉,即白芷同硫黄、黄丹共为粉末吹鼻,治疗流涕臭水。在针灸治疗方面,鼻渊实热证,以针刺为主;鼻渊久病虚证,以灸法治疗为主。如《针灸大成·卷八》记录"脑泻,鼻中臭涕出,针刺曲差、上星穴……久病流涕不禁,百会(灸)"。《证治准绳·杂病》:"灸法,囟会,在鼻心直上入发际二寸,再容豆是穴,灸七壮。又灸通天,在囟会上一寸两旁各一壮,灸七壮,左臭灸左,右臭灸右,俱臭俱灸。"《景岳全书·卷二十七·鼻证》:"灸法,上星三壮七壮治浊涕;迎香治鼻塞多涕;合谷并治鼻流臭秽。"关于药物灸,如《本草纲目·第四卷》:"大蒜同荜茇捣,安囟上,以熨斗熨之","艾叶同细辛、苍术、川芎末,隔帕安顶门,熨之","附子、葱涎和贴足心,大蒜亦可。"《张氏医通·七窍门下·鼻》中"生附子为末,煨葱涎和如泥,夜间涂涌泉穴"的穴位敷贴;及"老少年阴干,在茶壶内烧烟,以壶嘴向鼻熏之,左漏熏右,右漏熏左;或用石首鱼脑煅过,和生白矾、脑麝嗢之"的熏鼻法。

鼻渊的中医外治法治疗优势

目前西医治疗鼻窦炎主要通过西药治疗(如糖皮质激素、抗组胺药、减充血剂等)、鼻腔冲洗、鼻窦置换术、鼻内镜手术等。但部分患者临床上治疗效果往往不尽如人意,仅暂时缓解症状,易于反复。笔者通过多年的临床实践发现针灸配合中药能迅速缓解急、慢性鼻窦炎患者头痛、头晕等症状。此外,通过季节性穴位敷贴、按摩导引法等传统外治法起到预防、保健作用。

鼻渊中医外治法注意事项

使用中医外治法治疗鼻渊时要注意审证求因,辨明疾病的急缓及严重程度,切不可延误治疗。比如:有鼻息肉、鼻中隔弯曲等因解剖位置异常导致的鼻窦通气和引流严重受限者,需要及时手术治疗。

61

鼻渊临床常用中医外治方法

（一）针灸疗法

1. 平衡针

主穴　鼻炎穴、头痛穴、醒脑穴、肺病穴、肝病穴。

配穴　肺脾气虚型，清涕量多不止者，加脾病穴，升提穴；胆腑郁热型，流大量浊涕，头巅顶部及两侧太阳穴处胀痛者，加肝病穴。

出处　笔者经验方案。

编者按　平衡针是由王文远教授创立，通过针刺外周神经靶点，由传入神经通路传至大脑中枢靶位，使失调紊乱的中枢系统瞬间恢复到原来的平衡状态。平衡针强调自身平衡与系统平衡，其精髓类似于中医强调的阴阳平衡，《素问·生气通天论》中记载："阴平阳秘，精神乃治，阴阳离决，精气乃绝。"即阴阳平衡，正气存内，则邪不可干。编者使用平衡针治疗鼻渊，重在通过强刺激，以迅速缓解头部胀痛晕重感。操作时，患者一定要达到放电样或酸麻样的针感。

鼻炎穴主要针对鼻渊患者鼻塞症状。此穴一定要采用快速无痛进针手法，进针后不提插、不留针，以局部出现酸麻胀痛的针感后，迅速将针退出。针刺此穴能迅速改善患者的鼻腔通气功能。头痛穴治疗各种原因引起的头痛均有效，采用提插手法，可滞针，以针刺趾背神经后出现放电麻木的针感为宜。部分慢性鼻窦炎患者头痛症状不明显，而是表现为头部胀闷、昏重感，多后枕部为甚。醒脑穴位于项后枕骨后两侧，深部分布有枕动静脉分支，深层为椎动脉，环枕后膜、枕小神经分支及枕大神经。笔者发现，用拇指指腹与食指指腹点压患者双侧醒脑穴，能迅速缓解患者头部的昏重感。点压力度根据不同年龄、性别、体质等决定，轻度以局部微痛为主，中度手法以局部能忍受为主，重度手法以局部瞬间钝痛为主。

辨证属肺脾气虚型，长期清涕量多不止者，配肺病穴、脾病穴以调节肺脏及脾脏功能。此证型多见于久病鼻渊,迁延不愈者,或多次使用有创治疗及手术后,导致肺脾亏虚,清阳不升,浊阴不降。升提穴功在益气固本,升阳固脱,可升清降浊,涤荡污秽,敷布清新,收敛浊涕。升提穴采用滞针手法,针尖沿皮下骨膜向前平刺4cm(2寸)左右,先顺时针捻转6圈,再逆时针捻转6~10圈,以局部强化性针感出现麻胀紧沉后,立即出针。辨证属胆腑郁热型,流大量浊涕,头巅顶部及两侧太阳穴处胀痛者,配肝病穴,调肝疏肝。早在《素问·气厥论》中便有"胆移热于脑,则辛頞鼻渊。鼻渊者,浊涕下不止也,传为衄蔑"的论述,强调鼻渊病机多因气上厥逆,胆热随经移热于脑,脑液下渗于鼻,则浊涕下流不止。此证型多见于新病鼻渊。

2. 体针

主穴 上星、印堂、迎香透上迎香、攒竹、天柱、合谷。

配穴 肺经风热者,加鱼际、风池、大椎、列缺;肝胆郁热者,加风池、太冲、阳陵泉、照海、行间;痰湿中阻者,加中脘、脾俞、阴陵泉、丰隆;脾胃虚弱者,加脾俞、中脘、足三里、三阴交;肺气虚寒者,加肺俞、太渊、太溪。

操作方法 实证者用毫针泻法。虚证者用毫针补法,足三里加灸。迎香透刺上迎香,攒竹透刺鱼腰。

出处 笔者经验方案。

编者按 本法辨证加减后适用于各类型鼻渊。上星为督脉之穴,督脉为诸阳之会,行于鼻,有升清降浊,醒脑通窍之功。配经外奇穴印堂,可宁心安神,清利头面诸窍。《针灸大成》言:"鼻生息肉,闭塞不通,印堂、迎香、上星、风门。"迎香穴位于鼻旁,为治疗鼻病的局部要穴;又是足阳明大肠经经穴。大肠经与肺经互为表里,故刺之既可疏通手阳明经气,又可宣肺理气,通利鼻窍。《针灸大成》中记载迎香"主鼻塞不闻香臭……喘息不利,鼻鸣多涕,鼽衄骨疮,鼻有息肉。"迎香透刺上迎香,可疏通局部经气,缓解鼻根部胀痛,又增强疏通鼻窍之力。且从解剖位置看,上迎香对应于中鼻甲区域,此区域鼻的结构与功能紊乱是鼻渊发生的重要原因。攒竹为治鼻渊头痛之要穴,《针灸甲乙经》言:"头风痛,鼻衄衄,眉头痛,泣出,善嚏。"临床上,慢性鼻渊患者多以头痛为主诉,严重影响患者生活和学习质量。传统中医外治法根据头痛的不同部位及临床表现,进行经络辨证,针刺相应的腧穴进行治疗,常常能取得较好的疗效。例如,前组鼻窦炎患者多表现为前额部和鼻根部胀痛或闷痛,则必取局部腧穴印堂、攒竹透刺鱼腰。攒竹透刺鱼腰可增强疏通局部经气的作用,止痛效果优于单穴针刺。而后组鼻窦炎患者头痛多在头顶部、后枕部,则必取天柱、上星。合谷穴为手阳明大肠经之原穴,长于清泻阳明之郁热,疏解面齿之风邪,通调头面之经络,是治疗头面五官各种疾患常见配穴。

此外,足三里为足阳明之合穴,具有健脾益胃、培土生金的作用,取之以补益肺脾之气、益卫固表、扶正祛邪,乃强壮要穴。《针灸大成》有云:"足三里,主中风,中湿,诸虚耳聋,上牙疼,痹风,水肿,心腹鼓胀,噎膈哮喘,寒湿脚气。上、中、下部疾,无所不治。"针对慢性鼻窦炎,迁延难愈导致脾胃虚弱者,足三里加温针灸,可散寒通经,温阳健脾。以上针刺处方以印堂、迎香、攒竹、天柱、合谷为主穴,再配合辨证选取相应的穴位,可适宜于肺经风热、肝胆郁热、痰湿中阻等各种证型的鼻渊。

3. 揿针

主穴　迎香、合谷、鱼际(或列缺,交替使用)。

配穴　足三里、中脘、天枢　留针72小时(夏天留48小时)。

操作方法　在埋针部位常规消毒,剥离胶布,持有带胶布的一端,将针尖对准穴位,垂直按下,揿入皮下,尽量保证胶布平整地贴于皮肤上,并用指腹按压,以患者自觉轻微刺痛为度。留针3天,留针期间可间歇性刺激埋针处,并尽量保持局部干洁,勿用力揉搓。

出处　笔者经验方案。

编者按　本法辨证加减后适用于各类型鼻渊。此法多适用于儿童鼻窦炎患者。因揿针疼痛刺激小，且易于保留，能延长腧穴时效。主穴中：迎香为治疗鼻病的局部要穴，能迅速改善鼻腔通气功能。早在《玉龙歌》中记载："不闻香臭从何治，迎香二穴可堪攻，先补后泻分明效，一针未出气先通。"合谷为手阳明大肠经之原穴，善通调气血，理气开窍，又为四总穴之一，善疗头面诸疾；鱼际与列缺均为手太阴肺经腧穴，善疏风泻热，宣肺通气，此二穴常交替使用。以上穴位为治疗鼻渊的常用配方。

笔者发现，儿童鼻窦炎患者多兼有脾胃虚弱，平日挑食或食少，易腹胀、腹泻，舌淡苔白腻，食指指纹细而浅淡，配足三里、中脘疏利中焦气机、健脾和胃，配天枢健脾化湿止泻。此三穴乃调理中焦脾胃的必选穴。

4. 腹针疗法治疗鼻渊

选穴　中脘、下脘、上风湿点、滑肉门、中脘旁、天枢、章门、期门。

操作方法　同前。

出处　笔者经验方案。

编者按　本法适用于肝热脾虚失调型鼻渊。薄氏腹针疗法是薄智云教授经过多年研究，发明的一种以神阙布气假说为核心的微针疗法，通过刺激腹部特定穴位以调节脏腑失衡来治疗全身疾病，在治疗慢性虚弱性疾病中具有优势。

笔者运用腹针治疗鼻渊，尤重视调肝理脾。鼻渊与肺、脾胃、肝胆关系密切。脾为后天之本，主运化水湿，升清降浊。方中选取任脉腧穴中脘、下脘调理中焦脾胃；上风湿点、滑肉门、中脘旁、天枢共调中、上焦气机运行，补益气血，加强健脾之力。《圣济总录·卷第一百一十六》："夫脑为髓海，藏于至阴，故藏而不泻，今胆移邪热上入于脑,则阴气不固,而藏者泻矣,故脑液下渗于鼻。"又肝脾常常相互影响,故选脾经之募穴章门,肝经之募穴期门,"门"为气血出入之门户,以疏肝健脾,理气活血。

5. 穴位埋线

选穴　迎香、印堂、合谷。

配穴　风池、太阳、足三里、中脘、天枢。

操作方法　选取穴位,做好标记,常规皮肤消毒。剪取长度约1cm羊肠线(3.0),用镊子将剪好的羊肠线放入5号注射针头内,反折前端线头。左手拇、食二指绷紧或捏起进针部位皮肤,右手持埋好线的注射针头,快速刺入皮肤。进针后迅速出针,使用棉球按压止血。

出处　笔者经验方法。

编者按　本法辨证加减后适用于各类型鼻渊。局部选取迎香穴宣肺通窍,印堂穴、风池穴、合谷穴以疏通局部经气,祛邪止痛。太阳穴及攒竹穴针对眉棱部及两侧头痛或晕重感。全身选穴足三里、中脘、天枢以调理中焦脾胃,行气活血。穴位埋线通过长时间的刺激腧穴,调节脏腑气血功能,符合《灵枢·终始》"深纳而久留,以治顽疾"的治病思想。编者在应用穴位埋线治疗鼻渊时,"理肝调脾"理念贯穿终始。但进行穴位埋线操作时需严格遵守无菌操作,羊肠线头不可暴露在皮肤外,防止感染。

6. 耳针

取穴　内鼻、下鼻尖、肺

操作方法　强刺激,取2~3穴间歇捻转,留针20~30分钟,或用埋针法。

出处　笔者经验方案。

编者按　本法适用于各类型鼻渊。根据耳穴全息理论,选用鼻在耳穴上的反应点内鼻、下鼻尖治疗鼻病。且耳廓通过经络与五脏六腑生理病理密切相关。如《灵枢·口问》言:"耳者,宗脉之所聚也。"又《灵枢·邪气脏腑病形》云:"十二经脉,三百六十五络,其血气皆上于面而走空窍……"故可通过针刺耳穴"肺",以反射性调节肺脏功能,治疗鼻渊。

（二）按摩导引

局部选穴　额窦炎:睛明、攒竹、阳白、丝竹空;筛窦炎:睛明、攒竹、瞳子髎、丝竹空;蝶窦炎:迎香、上关、下关、听会、耳门;上颌窦炎　迎香、四白、颧髎、巨髎。

操作方法　拇指按推,每个穴位施术2~5分钟。

全身选穴　督脉(百会穴至风府穴),足阳明膀胱经第一侧线。

操作方法　①自百会循督脉点揉,按推至风府穴3~5遍。②按推天柱、风池、玉枕、肩井各穴位1~3分钟。③沿背部的足太阳膀胱经从上至下推3~5遍,循经捏肌提穴,由下向上施术3~5遍。④循督脉捏肌提穴3~5遍(由下向上施术)。

出处　《鼻窦炎的推拿治疗体会》佟廷辉经验。

编者按　本法辨证、辨位加减后适用于各类型鼻渊。根据不同的鼻窦分区,选取该区相应的穴位进行推按,通过刺激腧穴以达到治疗作用,可暂时缓解该部位的压痛及头部的胀痛感。

（三）其他疗法

1. 穴位贴敷

药物　生附子100g,葱汁内黏液适量。

操作方法　将生附子研为细末,以葱汁调如膏状,取膏35g,敷贴双足涌泉穴,覆以纱布,胶布固定,停留4~8小时,如果贴敷部位的皮肤发红、瘙痒或起疱则立即取下。

出处　《针灸治疗学》。

编者按　穴位贴敷法治疗鼻渊早在《本草纲目·第四卷》中

便有记载:"附子、葱涎和贴足心,大蒜亦可。"其附子性辛、甘、大热,归心、肾、脾经,为温助脾肾阳气之圣药。且配善宣散上焦风气的葱汁调和,贴敷于涌泉穴,以达到引火归原,温阳散寒,健脾益肾的功效,可针对肾阳不足,虚火上炎的慢性鼻渊。使用此法需注意辨明虚实寒热证型。

2. 穴位温熨

操作方法　取荜茇、天南星等份研末,炒热,纱布包裹,温熨囟前。

出处　《现代中医治疗学》。

编者按　使用荜茇治疗鼻渊,在《本草纲目·第四卷》中多有记载,如"荜茇(吹)、白芷(流涕臭水,同硫黄、黄丹吹)",又"大蒜同荜茇捣,安囟上,以熨斗熨之。"荜茇,性辛味热,善辛温走散,驱寒通络。《本草纲目》言:"气热味辛,阳也,浮也。入手足阳明经。"天南星祛风止痉,化痰散结。二药炒热温熨囟前,可温阳行气,利湿开窍。适用于虚寒证型的鼻渊。

3. 塞鼻法

操作方法　取新鲜芦荟去皮去刺,切成大小可塞鼻状,塞入鼻中4~6小时,治疗鼻渊、流大量脓黄鼻涕者。

出处　四川民间经验方案。

编者按　新鲜芦荟中富含芦荟大黄素,具有消炎、杀菌、止痛的作用。笔者发现,针对临床上鼻腔结痂、鼻干、流大量腥臭脓黏鼻涕患者,应用此法能起到缓解作用。此法操作简单,价廉效优,易于被患者接受。

参 考 文 献

1. 佟延辉. 鼻窦炎的推拿治疗体会[J]. 中医药学刊,2005,(23)186-187.

2. 石学敏. 针灸治疗学[M]. 北京: 人民卫生出版社,2001: 509-511.

3. 郭子光,熊曼琪,徐木林,等. 现代中医治疗学[M]. 成都: 四川科学技术出版社,1995: 571.

鼻　息　肉

　　鼻息肉是鼻科常见病,多见于成年人,好发于筛窦、上颌窦、中鼻道及中鼻甲,手术后易复发。由于极度水肿的鼻腔鼻窦黏膜在重力作用下逐渐下垂而形成。多数认为慢性感染和变态反应是致病的可能原因。近年发现与阿斯匹林耐受不良、内源性哮喘等全身性疾病有密切联系。

　　鼻息肉属中医学"鼻痔"范畴,是指鼻腔内的赘生物,其状若葡萄或榴子,光滑柔软,带蒂可活动。《外科正宗·卷四》曰:"鼻内息肉如榴子,渐大下垂,闭塞孔窍,使气不宣通。"鼻息肉一名,首见于《灵枢·邪气脏腑病形》,原指鼻塞症状。至隋代《诸病源候论》始列为病名,并对其病机、症状做了扼要论述。中医认为本病多因肺经湿热,壅结鼻窍所致,《外科大成·卷三》曰:"鼻痔……由肺经湿热内蒸,如朽木而生芝兰也。"多由素嗜炙煿厚味,致使湿热内生,上蒸于肺胃,结滞鼻窍而成。或因鼻窍长期受湿热邪毒侵袭,致肺经蕴热,失于宣畅,湿热邪浊渐积鼻窍,幽伏不散,凝滞而结成息肉之患。《医学入门·卷五》曰:"鼻痔肺气热极,日久凝浊,结成息肉如枣,滞塞鼻窍。"

鼻息肉的中医外治法治疗优势

　　鼻息肉的病因,西医目前尚不清楚,目前主要学说为IgE介导的变态反应性疾病及长期炎症刺激引起,在治疗上若明显影响通气多考虑手术进行切除,随着现代鼻内镜的发展,单独中医治疗鼻息肉的情况尚少,中医主要在围手术期进行干预,预防鼻息肉的产生,减少复发几率及改善术后情况。

鼻息肉中医外治法注意事项

中医外治法直接摘除鼻息肉在现代医疗条件下运用较少,缺少规范,鼻息肉若明显影响通气情况常规予以鼻内镜下手术切除,在明确诊断后应遵循西医学指南进行治疗,不可拘泥于中医治疗,延误患者病情。

鼻息肉临床常用中医外治法

用有腐蚀收敛作用的中药末,如明矾散等,用水或香油调和,放于棉片上,敷于鼻息肉根部或表面,每天一次,7~14次为一疗程。或于鼻息肉摘除后一星期敷药,可减少复发。

中药局部外用

操作方法　一般为手术5天后,以腐蚀收敛中药明矾散加味(明矾30g,甘遂3g,白降丹0.6g,雄黄1.5g,辛夷6g,薄荷6g共细末)溶水后棉片敷于鼻腔术区,一次10分钟,1天1次,5~8次为宜。同时给予白芷、苍术、乌梅、五倍子各10g,皂角刺5g,水煎熏鼻,以祛湿开窍、消肿杀虫,每日不少于3次,每次不少于10分钟,20天为一疗程。

出处　山东省临沂市中医医院。

编者按　本法适用于各类型鼻息肉的治疗。鼻息肉用现代鼻内镜下切除,良好视野下的精细微创手术,去除息肉彻底,这较传统的"枯死息肉""拔除息肉""单纯腐蚀息肉"的治疗更先进,但是,受手术视野、安全术区范围的限制,不可能做到完全去除息肉之根基,为复发留下隐患。因此在息肉摘除后,予以中药辅助治疗做到标本兼顾。现代研究主流的学说考虑鼻息肉是因鼻腔、鼻窦黏膜的变态反应性疾病或慢性炎症长期刺激而致,通常手术摘除后,为减少复发,行免疫学及抗过敏治疗,疗效不满意,而且激素的应用,往往患者因其副作用不能接受。术后予腐蚀收敛、开窍中药外敷熏鼻,可进一步去除息肉根基,消除局部病邪,减轻水肿,防止瘀血,有利于鼻腔、鼻窦黏膜的正常生理功能恢复。腐蚀药物应用适可而止,不可过度使用造成鼻黏膜的进一步损害。中医认为"湿浊上犯,日久结成(《医村正印》),"湿浊熏蒸肺胃是本病的致病内因,术后采用芳香化浊、祛湿通窍的中药内外兼治,可取得较好的疗效,也符合中医治病求本的要求。

参 考 文 献

1. 熊大经,刘蓬. 中医耳鼻咽喉科学[M]. 北京: 中国中医药出版社,2012: 133.
2. 韩宾. 中医外治联合治疗鼻息肉64例[J]. 中医外治杂志,2003,04(44): 01.

鼻　衄

鼻衄是指以鼻出血为主要症状的病证,可因鼻腔炎症、外伤、肿瘤、解剖结构异常以及不良的挖鼻习惯等引起,除鼻部原因引起鼻衄之外,全身因素亦可引起。各种发热性传染病、高血压、心脏病、血液病、肝肾慢性疾病、营养障碍、内分泌失调以及化学药物中毒等易引起鼻出血。需要注意的是鼻咽部肿瘤早期多表现为涕中带血或少量出血,容易被忽视,提示临床医师注意鉴别,需警惕。中医认为鼻衄除鼻外伤外,也可因脏腑功能受损引起。鼻衄发病外责之于风火燥热,内责之于肝脾肺肾,加之金刃外伤,亦可致病,其病机如下:燥热火邪灼伤脉络,使之络伤血出; 肝经火旺,虚火上炎,灼伤清窍; 脾气亏虚、气不摄血,血溢脉外,不寻常道,发生鼻衄。

本病最早出现于《黄帝内经》,古籍记载众多外治法,如《灵枢·寒热病》曰:"暴瘅内逆,肝肺相搏,血溢鼻口,取天府。"清代首部中医外治法专著《理瀹骈文》指出:"炒蒲黄,或血竭末,或油发灰末,或人中白末,吹鼻。"北宋《太平圣惠方·第三十七卷》中"盛新汲水淋颈后宛中,淋不止,一两罐即瘥。"明代《医学入门》则提出"外用冷水浸纸贴太阳穴,纸热又换。或用百草霜、胎发烧藏,吹入鼻中,或更加发灰一钱,麝一字,仍用少许蓄鼻立止,或将患人头发分开井水湿纸,顶上搭之亦好。如鼻干燥,以麻油滴入润之。"明代《医宗必读·伤寒衄血》亦云:"鼻血不止,新汲井水草纸数层,贴顶上及项脊,温则易,必止。"明代《外科正宗·卷四》曰:"外用紫土散敷囟顶上,以止衄血。"《外科大成》云:"四暖酒十数碗盛盆内,踏两足浸之。"《外科证治全书》则根据发病经脉不同而分别外用:"一用水纸搭鼻冲,责其火在胃也;一用凉水拊后项,责其火在膀胱也;一用线扎中指,左衄扎右,右衄扎左,左右皆衄,左右皆扎,责其火在心胞络也。"《血证论》提出:"十灰散塞鼻,或用人爪甲煅为束,吹鼻止衄。或用壁钱窠塞鼻,或龙骨吹鼻或白矾吹鼻;或醋和土敷阴囊,或鳖血点鼻。"《串雅内编》还介绍用"蒜一枝去皮捣如泥,作饼子如钱丈。左鼻出血贴右足心,右鼻出血贴左足心,两鼻俱出俱贴之,立瘥",等等。以上均说明中医治疗鼻衄历史悠久,疗效良好,便于临床使用。

传统中医外治法治疗鼻衄,掌握"急则治其标,缓则治其本"的治疗原则,在中医基础理论的指导下,遵循"盛则泻之,虚则补之,热则疾之,寒则留之,陷下则灸之,不盛不虚,以经取之"的原则,结合临床实际进行调整。

鼻衄的中医外治法治疗优势

鼻衄是耳鼻喉科急症之一,目前针对鼻出血治疗手段多样,西医以外科治疗手段为主,如醋酸点灼利特尔区血管,低温等离子灼烧利特尔区毛细血管等方法。但在某些患者会出现患者鼻衄加重,或者鼻衄再次复发,且治疗过程中患者感到疼痛不适,甚至治疗后出现鼻中隔穿孔或出血量较之前更甚的情况,病患痛苦大,费用高,在临床操作中儿童患者难以接受,不易操作等;中医外治法具有"简廉易效变"的特点,受到广大人民群众好评。中医外治法具有操作简单,价格低廉,易于接受,效率高,可变化性强的特点,在日常医疗工作及生活中容易开展,患者可运用自身生活知识,使用身边易得之物有效止住鼻血,应用范围广。通过传统外治法不仅能急者止鼻衄,而且通过调节脏腑经络气血,平衡阴阳,可有效预防再出血发生,减少出血量及出血频率,不仅急则治其标,也兼顾了缓则治其本的基本治疗原则。

鼻衄中医外治法注意事项

中医外治法治疗鼻衄首先要遵守"急则治其标,缓则治其本"的基本原则,在鼻衄出血急性期,需要使用快速、彻底的方法止血;在缓解期可使用温和柔缓的方式缓解、预防出血再次发生,并结合病因病机找寻鼻出血根本原因进行治疗。根据中医基础理论,鼻的生理病理状态源于五脏六腑的精气充足与否,除要治疗鼻腔局部原因导致的出血,亦要辨证论治,切不可偏失一隅。若遇高血压、血液成分或性质发生改变,病变侵犯大血管引起的鼻出血,要谨慎选择最适宜于病患的治疗方案,做到"不拘于局部,不困于整体,中西医结合,内外兼治",着重于局部,结合全身情况,选择于患者而言最合适的治疗方案。

鼻衄临床常用中医外治方法

(一)针灸疗法

1. 独刺单一穴位

备选穴位　少泽、合谷、涌泉、大椎、上星、仆参。

操作方法　毫针泻法独刺单一穴位,刺激量根据病情缓急决定,亦可根据病情轻浅缓急,选择多穴合用,留针30分钟。

出处　《外科正宗》。

编者按　本法常用于阳热所致的出血症,编者在临床实践中,多选用大椎穴、少泽穴、合谷穴独刺止衄,或配伍相参,总是能收到良好效果。尤其是春夏青少年早晨偶有鼻血,或涕中带血之象,以泻法针刺大椎、合谷、少泽穴,偶尔配合针刺涌泉,收效良好。宗其所意,正如《难经》提出"井主心下满,荥主身热,输主体重节痛,经主喘咳寒热,合主逆气而泄",少泽属"金",为小肠经井穴,是小肠经体内经脉外输体表的水湿之气之开合,疏通开泻此穴,祛湿排浊,可以起到金性肃降凉润之效,从而主治头面诸阳汇聚之地血溢脉外之鼻衄。涌泉穴为足少阴肾经的井穴,引火归原之力强,因火性炎上,借涌泉之功,引火下行,止衄。大椎为督脉之穴,为三阳之会,以泻法针刺大椎,达泻火止衄之效。合谷为手阳明大肠经之原穴,《灵枢·经脉》曰:"大肠手阳明之脉,起于大指次指之端……入下齿中,还出挟口,交人中,左之右,右之左,上挟鼻孔。"经脉所过,主治之所及,手阳明大肠为多气多血之经,泻原穴之气,治疗实热证之鼻衄。需要注意的是或有少量鼻衄,可称"红汗",即伤寒47条所云:"太阳病,脉浮紧,发热身无汗,自衄者愈。"以其阳气甚,得衄则解,不需要处理。所以,此六穴不仅可以单独使用,亦可根据病情轻浅缓急,选择多穴合用。

2. 穴位灸法

①灸"项后发际两筋间宛宛中";②灸百会止衄。

操作方法　①用灸条及直接灸法施术于颈部两侧头夹肌之间;②悬灸百会止鼻出血。

出处　《针灸大成》;笔者经验方案。

编者按　此法多用于鼻衄,病机责之于虚证者。《针灸大成·鼻口门》中提出"鼻衄:上星(灸二七壮)、绝骨、囟会,又一法:灸项后发际两筋间宛宛中。"以灸法能益气而止衄,且灸法具有温煦之功,能使颈部血管舒张,使鼻部血供相对减少,从而鼻血减少。笔者在临床实践中偶有使用此法,多选用悬灸百会约20分钟,尤其对于老年患者、虚弱病患者多用此法,升阳益气止衄,收效甚好。

3. 放血疗法

（1）点刺少商放血法

操作方法　在鼻出血急性期可用毫针点刺少商放血,沾满约两个碘伏棉签头的血量,达到鼻出血减少甚至止住的目的;在缓解期可使用此法,预防出血。

出处　《针灸学》。

编者按　此种治疗方法多用于实证热证。笔者在临床中使用此法,多有成效,需注意不可过量放血,中病即止。需注意使用频率不易过繁,停止时使用干棉签按压,同时可配合中药汤剂辅佐巩固疗效。点刺放血法多选用手太阴肺经之井穴——少商,根据本经病子母补泻法,泻实热灼脉络之邪,使热随泻解,血循常道。以放血取开泻之法,使阳热邪气随毫针点刺而泻,使鼻中血脉恢复正常。

（2）点刺耳尖放血法

操作方法　以毫针点刺耳尖放血,沾满约一到两个棉签头血量,即止。

出处　笔者经验方案。

编者按　此种治疗方法多用于实证热证。笔者在临床中使用此法,屡试屡效,需注意不可过量放血,中病即止。若鼻出血量多,则使用此法后明显出血量少,若平时偶有鼻出血,或擤涕中带血,可明显缓解。需注意的是同上者,此法不可频繁多用,中病即止,配合中药汤剂调试,切不可急切求功,损伤正气。

(二)穴位敷贴

操作方法　使用大蒜捣烂如泥,制作成直径约2cm圆状贴片,贴于双足涌泉穴,4~6小时后取下。

出处　《串雅内编》《肘后方》《普济方》。明代《普济方》载:"大蒜贴足方,一名一金散,出《肘后方》,治鼻衄不止,诸药不验。"一金散制备：大蒜捣烂如泥，取约2cm直径圆状，贴涌泉穴，左鼻贴左足，右鼻贴右足，两鼻两足均贴，4~6小时取下。

编者按　此种治疗方法多用于实热、虚热证。清代名医喻嘉言高度评价一金散为"真奇方也"。鼻中血络出血，以血不循常道，实火灼热可致，虚火灼络亦可，在临床中，对急性热病、阴虚火旺及肝阳上亢之鼻衄，可引火下行，易收捷效。编者以此为上取下之法，引火归原之法，借助大蒜辛温之力使虚火下行，而无辛散实火灼络之弊。

（三）揿针疗法

操作方法　酒精消毒穴位后，使用1.2~1.5mm规格的揿针置于合谷穴、大椎穴。

出处　笔者经验方案。

编者按　此种治疗方法多用于实证、热证。原理同针刺，可长期刺激穴位，作用持久，可以蓄积经穴刺激作用，达到"急则治标，缓则治本"的目的，预防再次出血。

（四）按摩导引法

1. 推摩法

操作方法　按压涌泉穴100~200下。

出处　笔者经验方案。

2. 按压法

操作方法　用双手压住患者手掌面中指末节指缝，治疗鼻衄。

出处　《中医外治法集要》。

3. 揉压法

操作方法　揉压颈百劳治鼻衄。

出处　《中医外治法集要》。

编者按　此种治疗方法适用于各类型鼻衄。现代研究证实推拿可清除体内自由基，改变病变组织局部血液循环，调整机体自主神经功能，刺激末梢神经，并通过中枢神经系统整体调节血流速度，改善脊髓传导功能,从而达到治疗作用。以上按摩导引之法,笔者总结民间经验法,结合临床实践,对于单纯性鼻衄者有缓急之效,尤其对于患儿,易于接受,且易于教授,可使患者自身及家人在日常生活中使用。

同时,笔者在临床中常用配合藕节煎水顿服及将韭菜绞汁顿服的方法,以上两种简便易效之法,适用于小儿鼻衄单纯遗留出血症状者,尤其是不配合针刺、灸法及穴位敷贴者,更宜使用。

(五)鼻腔填塞

1. 单纯填塞法

操作方法　使用青蒿嫩叶,揉成条状,填塞于鼻腔前段,切不可使劲填塞至后鼻孔,以免损伤鼻甲,残留不易取出,填塞最好不超过24小时。

出处　四川民间验法,笔者收集经验。

2. 加药填塞法

操作方法　将浸泡过药物的纱条或棉球,自上而下,自后向前填入鼻腔内部,通过止血药力以及压迫力,同时达到止血功效。

药纱备制　①侧柏叶,白及及旱莲草共熬浓汁浸泡纱条;②白及研磨成粉覆于纱布上;③紫草、硼砂各6g,青黛、生大黄各9g,明矾15g,共研细末,用油调匀,急性期时使用纱布填塞,缓解期时滴鼻预防。亦可使用云南白药粉剂于纱条表面,填塞于鼻腔,简单易行,收效良好。

出处　《中医外治法集要》;笔者经验用法。

编者按　此种治疗方法适用于各类型鼻衄。临床中鼻腔填塞法较为常用,是以各种介质填塞于鼻腔,达到压迫止血的目的。常用油纱、膨胀海绵、可降解耳鼻止血棉、加药纱条等。加药纱条多选取清热凉血止血药浓汁浸泡备用,亦可配合收敛止血药粉使用。

3. 药剂黏附填塞法

操作方法　将收敛止血药物如大黄炭、血余炭、白及等研磨成粉加以调和剂,成糊丸状,敷贴并填塞于鼻腔内。

出处 《中医外治法集要》。

编者按 此种治疗方法适用于各类型鼻衄。收敛止血药以其性涩,收敛之效多用于外治鼻衄。通过中药药理研究,止血药中部分药物具有收缩血管,增加纤维酶活性,加快启动凝血因子机动的作用如大黄炭,血余炭,白及等。可用等分止血药物研磨制成糊丸剂,填塞于鼻腔中,达到止血目的。需要注意的是随着时间的增长,糊丸剂变干黏附于鼻腔,注意清理,防止感染。

(六)其他方法

鼻出血急性期使用冰袋或湿毛巾冰敷于额头,鼻根鼻翼处,从而达到收缩血管止血之功。

参 考 文 献

1. 明·杨继洲. 针灸大成[M]. 北京: 中医古籍出版社,1998: 433.

2. 梁繁荣. 针灸学[M]. 北京: 人民卫生出版社,2002: 48.

3. 张建德. 中医外治法集要[M]. 西安: 陕西科学技术出版社,1989,10-12.

耳 病 篇

旋 耳 疮

旋耳疮又名月蚀疮、月食疮、耳旋疮等。是指旋绕耳廓或耳周而发的湿疮，以耳部皮肤潮红、瘙痒、黄水淋漓或脱屑皲裂为特征。古代医籍对此病多有记载，《外科医案汇编·卷一》言："耳后缝间皮色红裂，时出黄水津津，名为旋耳疮。"《外科正宗·卷之四》亦言："黄水疮，于头面，耳项忽生黄色，破流脂水，顷刻沿开，多生痛痒。"本病以小儿为多见。西医学的外耳湿疹可参考本病进行辨证论治。

关于本病的病因病机，历代医家均认为系风热湿邪侵袭所致，与胆、脾、胃关系密切。如《外科启玄·卷八》："耳边有疮能蚀者，名曰月蚀疮。乃足阳明胃经、少阳胆经湿热。"对旋耳疮的治疗，历代多采用外治的方法。如《肘后备急方·卷五》记载用"虎头骨二两，捣碎，同猪脂一升，熬成膏黄，取涂疮上"。《医宗金鉴·外科心法要诀》载："此证生于耳后缝间，延及耳折，上下如刀裂之状，色红，时津黄水，由胆、脾湿热所致。然此疮月盈则疮盛，月亏则疮衰，随月盈亏，是以又名月蚀疮也。宜穿粉散搽之。"《医宗金鉴·卷七十四》："服升麻消毒饮，热甚外用青蛤散敷之，湿盛碧玉散敷之即效，痂厚用香油润之。"

旋耳疮的中医外治法治疗优势

旋耳疮的外治法，包括外洗、湿敷、涂敷、针灸等，根据不同病情可酌情选择。外治法治疗本病具有一定的优势,通过局部用药可使中药直达病所,起效快捷。但无论新病或久病,通过内治法与外治法相结合,可取得更好的疗效。

旋耳疮中医外治法注意事项

在治疗期间应当忌食辛辣炙煿及鱼、虾等发物。同时,还应避免搔抓局部,忌用肥皂水洗涤患处。

旋耳疮临床常用中医外治方法

(一)针灸疗法

选穴1

曲池、大椎、肺俞、神门、阴陵泉。取督脉、手阳明、足太阴经穴为主;适应证型:风热湿邪犯耳。

操作 针用泻法或三棱针点刺出血。

选穴2

足三里、三阴交、血海、膈俞、大都、郄门。取足阳明、足太阴经穴为主;适应证型:血虚生风化燥。

操作 针用补泻兼施法。

出处 王士贞主编教材《中医耳鼻咽喉科临床研究》。

编者按 旋耳疮探究其病因,与肝、脾湿热密切相关。根据辨证取穴、脏腑取穴原则,风热湿邪证,以督脉、手阳明、足太阴经穴为主,曲池、大椎、肺俞祛风泄热止痛,配神门宁心安神养心,阴陵泉乃足太阴脾经合穴,五行属水,功可燥湿利水健脾;血虚生风化燥证,以足阳明、足太阴经穴为主,足三里合三阴交健实脾胃,以养后天之本,充气血之源;血海、膈俞养血活血以润燥,大都、郄门宁心理气,活血止痛。

(二)外洗法

选药 ①花椒叶、桉树叶、桃叶等量;②苦参、苍术、黄柏、白鲜皮各15g；③马齿苋、黄柏、败酱草各30g。

操作　选取等量上述诸药洗净后，放入砂锅内再加入2倍的水后武火煎煮，水沸后文火再煮10~15分钟滤出备用。如果皮损处渗液多者，可酌情加入少许食盐或明矾。用消毒小棉签蘸取药液涂搽清洗外耳道及耳周皮损处。若伴有全身泛发性湿疹者，可将药液倒入盆中，待药液温度适宜时浸泡洗澡。每天1次，连用5天为1个疗程。

出处　《中国民间疗法》。

编者按　旋耳疮乃风热湿邪浸淫肌肤所致。本法选用清热解毒、收敛止痒的中药煎水外洗或湿敷患部，可保持患处清洁，减少局部渗液，及止痒的功效。此法操作简易，患者于家中便可自行操作。

所选药物中黄柏、苦参、苍术等善清热燥湿止痒，常用于治疗热毒疮疡、湿疹等病。败酱草、马齿苋善清热解毒止痛，以上诸药联用可共奏祛风燥湿、清热杀菌、止痒敛疮之功。

（三）涂敷法

1. 方案一

煅石膏、血竭、乳香、轻粉、冰片。

适应证型：风热湿邪袭耳型。

操作方法　将上药共研细末，用黄连膏纱布撒上生肌散，敷贴创面，每日换药1次，至愈为止。

2. 方案二

黄芩、黄柏各12g，枯矾6g，冰片3g，麻油500ml。

操作方法　先将芩、柏放入麻油中浸泡24小时，然后放入铁锅内煎炸变为黑黄色，取出后研末，与冰片、枯矾细末同时放入麻油中，过滤装瓶备用。用时取适量塞入外耳道。每日换药1~2次，至愈为止。

3. 方案三

枯青松散　枯矾15g，青黛6g，松香9g。

操作方法　将以上诸药混合研细成末,用芝麻油或菜油调成糊状,装入瓶中备用。用药前用3%硼酸水或生理盐水将局部洗净擦干,再薄薄涂一层本糊剂。每日换药1次,直至痊愈。

4. 方案四

适应证型: 血虚风热型。

(1)菊花、蒲公英各60g。

操作方法　将上药煎水微湿后,湿敷局部。每日2次。

(2)当归15g,紫草3g,麻油30g,黄蜡15g。

操作方法　前二味与麻油同熬,药枯滤清,将油再熬,入黄蜡同煎,化尽。倾入碗中,待凉备用,局部涂敷,每日2次。

出处　《外敷中药治百病》。

编者按　风热湿邪证多选取清热燥湿、收敛止痒药物,以保持疮面干燥清洁,减少渗液;血虚风热证多见于旋耳疮后期皮肤粗糙、增厚、皲裂者,故选择滋润肌肤、解毒祛湿的药物,以滋养受损肌肤。

(四)其他

1. 湿热盛而见红肿、疼痛、瘙痒、出脂水者,可选用如意金黄散调敷以清热燥湿止痒。

2. 湿盛而见黄水淋漓者,可选用青黛散调搽,以清热除湿,收敛止痒。

3. 热盛而见有脓痂者,可选用黄连膏外涂,以清热解毒。

4. 患病日久而皮肤粗糙、增厚、皲裂者,可选用滋润肌肤、解毒祛湿的药物外涂,穿粉散用香油调敷。

出处　王士贞主编教材《中医耳鼻咽喉科临床研究》。

编者按　外敷上述中成药物常作为辅助疗法,临床上需结合其他外治法,以达到治愈效果。患者自行使用时需注意,若出现疮疡化脓、破溃,或症状无改善时,需停止使用。

参 考 文 献

1. 王士贞. 中医耳鼻咽喉科临床研究[M]. 北京: 人民卫生出版社,2009: 75.
2. 刘建青,李镁,吴少祯,等. 外敷中药治百病[M]. 北京: 华夏出版社,2006.

耳　瘘

　　耳瘘指发生于耳前或耳后等处的瘘管。早在《素问·生气通天论》中已有"陷脉为瘘,留连肉腠"的记载。西医学的先天性瘘管等病可参考本病进行辨证论治。本病系因先天不足,邪毒瘀滞,气血凝聚,兼见湿热上蒸,积聚成脓,溃后余毒不尽,反复发作缠绵不愈而成瘘。本病治疗以外治为主,耳前瘘管感染急性期以黄连膏等具有清热解毒、消肿止痛之功效的药物外敷,并配合抗炎药物口服治疗,以减缓瘘管感染肿胀期;脓肿成熟期,通过切开排脓、挂线疗法等排出脓液,使其引流通畅;恢复期可外用具有祛腐拔毒、生肌长肉功效的药物,以促进创面的愈合,减少复发率,缩短疗程。

耳瘘的中医外治法治疗优势

　　中医外治法在耳前瘘管感染中具有明显优势,可减少耳瘘口豆渣样分泌物,迅速缓解局部红肿。

耳瘘中医外治法注意事项

　　耳前瘘管感染脓肿形成期,以外治疗法为主。若早期未成脓,可在创面局部外敷如意金黄散等清热解毒中药,保持瘘口通畅,积极配合抗感染等西医治疗,以控制感染发展。

耳瘘临床常用中医外治法

"腐、刮、生肌"三步法

适应证: 耳前瘘管感染脓肿成熟期。

选药: 五五丹药线: 煅石膏∶升丹为5∶5比例配制。

九一丹药线: 煅石膏∶升丹为9∶1比例配制。

枯矾粉: 枯矾研成粉末。

枯矾纱布: 用纱布浸泡于枯矾液中而得。

操作: 分为"腐、刮、生肌"三步,具体如下:

腐: 将五五丹药线插入脓腔内,以腐蚀瘘管壁。每日换药一次,一个疗程为7~15天。

刮: 用刮匙彻底搔刮净瘘管腔内的肉芽及腐肉。若瘘管壁腐蚀不彻底,搔刮后仍需置入五五丹药线。

生肌: 将九一丹药线置入创面,或用九一丹药粉撒入创面,复位创面皮瓣。每日换药一次,如果肉芽生长过盛而高出皮肤者,可外敷枯矾粉或枯矾纱布,以收敛创面。如果瘘管过长,炎症侵及范围大,局部血供差,创面过大过深,则需创面搔刮,在形成新鲜创面基础上进行创面对位缝合,7~10天后拆线。

出处 《耳前瘘管感染运用中医的"腐、刮、生肌"三步骤外治体会》蒋中秋、陈国丰经验。

编者按 本法用于耳瘘切开排脓之后,促进耳瘘管尽快愈合且减少复发率。三步法中腐、刮即是祛腐,腐去才能生肌、引流通畅。五五丹药线以祛腐拔毒见长。《沈氏经验方》中记载升丹有治疗"痈疽烂肉未清,脓水未净"之功。《医宗金鉴·外科心法要诀》记载"升丹"治"一切疮疡溃后,拔毒祛腐,生肌长肉,疮口坚硬,肉黯紫黑,用丹少许,鸡翎扫上,立刻红活"。而九一丹以煅石膏为主药,可清热生津生肌,促进肉芽生长。使用生肌药物外敷创面,以促进新鲜肉芽生长,充盈创面。

参 考 文 献

蒋中秋,陈国丰.耳前瘘管感染运用中医的"腐、刮、生肌"三步骤外治体会[J].
　　中医外治杂志,2004,06:29.

耳 带 疮

耳带疮是指以耳痛、外耳串状疱疹为主要特征的疾病,严重时可伴发口眼喎斜、耳聋、眩晕等。西医学的耳带状疱疹可参考本病进行辨证论治。

古代医籍中没有耳带疮的记载,但根据其串状疱疹的特点,可参考古代医籍中"蛇串疮""火带疮""缠腰火丹"等病证的病因病机及治疗方面。如《外科备要·卷一》言:"缠腰火丹……干者色红赤,形如红片,上起风粟,作痒发热,此心肝二经风火,治宜龙胆泻肝汤,外敷如意金黄散。湿者色黄白,串起水泡,大小不等,溃流黄水,较干者多疼,此脾胃二经湿热,治宜除湿胃苓汤……其丹上小泡,用线针穿破,外用柏叶散敷之。"

耳带疮的中医外治法治疗优势

中医外治疗法在本病治疗中具有明显优势。通过局部外擦针灸疗法可明显缓解耳带疮患者后期严重后遗症,如:剧烈耳痛、口眼喎斜、耳鸣耳聋等。

耳带疮中医外治法注意事项

耳带疮在急性发作期(1~2周内),不适宜进行强刺激的针灸治疗,需及早进行消炎、抗感染等治疗。此外在治疗期间,患者需注意休息,饮食清淡,忌进食辛辣、腥酸、油腻之品。疱疹穿破后,注意保持局部皮肤干燥,防止再次感染。

耳带疮临床常用中医外治法

1. 体针

耳部剧痛者,可选翳风、合谷、曲池、太冲、血海、阳陵泉。

口眼㖞斜者,可选翳风、地仓、合谷、水沟、承浆、颊车。

耳鸣耳聋者,可选翳风、耳门、风池、听宫、听会、肾俞、关元。

操作方法 针用泻法。

出处 王士贞主编教材《中医耳鼻咽喉科临床研究》。

编者按 根据不同后遗症状辨证取穴。耳部剧痛者,选取合谷、曲池、血海等穴祛风泄热,活血化瘀止痛;口眼㖞斜者,局部取穴原则,选取面部腧穴以疏通局部经筋气血,活血通络;合谷为循经远端选穴(面口合谷收),与近部腧穴翳风相配,祛风通络。人中沟歪斜加水沟,颏唇沟歪斜加承浆、口角歪斜加地仓、颊车;耳鸣耳聋者,以辨证、辨经相结合,局部循经配合远端辨证为取穴原则。手足少阳经脉循行"从耳后入耳中,出走耳前",手太阳经脉"却入耳中",故取耳周穴位翳风、耳门、听宫、听会促进局部血液循环。辨证取穴,肾开窍于耳,心寄窍于耳,脏腑气血亏虚等功能失调均可导致耳鸣、耳聋,故取风池、肾俞、关元以补肾安神养心。

2. 夹脊电针配合火针

（1）火针

阿是穴:病变皮损处。夹脊穴:与皮损部位相对应的患侧夹脊穴、支沟穴、后溪穴。

操作方法 常规消毒后,点燃酒精灯,一手持酒精灯,一手持中粗火针在酒精灯的外焰加热针体,直至将针尖烧至红白后,迅速准确地刺入疱疹中央约0.2~0.3cm,根据疱疹数量的多少,先刺早发的疱疹,每个疱疹针刺2次,术毕挤出疱液,按压约30秒,涂上一层万花油。

（2）围刺

操作方法　行火针术后,在距疼痛或皮损边缘0.2cm处用1.5~2.0寸毫针进针,针尖朝向皮损区中心,沿皮下围刺,针距约为1~2cm(每簇针数多少与皮损范围大小成正比),留针30分钟。

（3）电针

操作方法　针刺夹脊穴得气后,接电针刺激仪,同一输出的负、正两个电极分别接到病变对应神经节段上下各一节段的两处夹脊;同一输出电极的负极接一侧支沟穴,正极接同侧后溪穴。电针刺激参数:采用直流电,疏密波,频率为2/100Hz,2~5mA。强度以患者能耐受为度,通电30分钟后出针。

出处　《夹脊电针配合火针治疗急性期带状疱疹的临床观察》张星红等经验。

编者按　湿热毒邪阻滞经脉,不通则痛是本病的主要病机。通过上述针法可调和局部气血,达到疏通脉络,气血调和,清热止痛之功。虽然耳内的疱疹施行火针及围刺较为不便,但耳周的疱疹可以施以火针,同时电针支沟,后溪对减轻耳带状疱疹的疼痛也有效。支沟穴为手少阳三焦经穴,能疏通三焦之气机,清泄三焦之火邪;后溪穴为八脉交会穴,通督脉,可疏调督脉经气,通络止痛。

参 考 文 献

1. 王士贞. 中医耳鼻咽喉科临床研究[M]. 北京: 人民卫生出版社,2009: 79.

2. 张红星,魏巍,徐祖森,等. 夹脊电针配合火针治疗急性期带状疱疹的临床观察[J]. 中国康复医学杂志,2010,25(7): 691-693.

耳　疮

耳疮是以外耳道弥漫性红肿疼痛为主要特征的疾病,该病好发于夏秋季节,西医的弥漫性外耳道炎可参考本病辨证施治。

耳疮一名首见于《诸病源候论·卷二十九》:"足少阴为肾之经,其气通于耳。其经虚,风热乘之,随脉入于耳,与血气相搏,故生耳疮。"在医籍中又有"耳内生疮"等别称。在《外科正宗·卷四》中提到"浴洗水灌窍中,亦致耳窍作痛生脓"。说明污水入耳是其重要的致病因素。而《证治准绳·疡医·卷三》中说:"耳疮属手少阳三焦经或足厥阴肝经血虚风热,或肝经燥火风热,或肾经虚火等因。"论述了耳疮的证型分类,为后世的耳疮外治提供了很好的指导作用。

本病的临床表现为耳部疼痛为主。轻者耳内微痒微痛不适;重者耳部疼痛,痛引脑门。重者外耳道肿胀较甚,皮肤溃烂,流脓,或耳前、后淋巴结肿痛。病情迁延,则外耳道皮肤增厚,外耳道窄,有痂皮或碎屑,或有褐色分泌物。

耳疮多邪毒留恋耳窍缠绵反复,因病位表浅,以敷法直接作用于皮肤,疗效直观。且耳疮、旋耳疮、耳疖虽然病证不同,但病机及部位多有相近,在治疗上也多有相同之处,在临床中,中医外治治疗耳疮疗效较佳且简便廉效,多有运用。

耳疮的中医外治法治疗优势

耳疮在西医属于"弥漫性外耳道炎"范畴,表现为外耳道皮肤及皮下组织的感染。在急性弥漫性外耳道炎时西医多采用抗生素治疗,外耳道疼痛剧烈者适当给予镇静剂,慢性时以激素为主。中医有风热湿邪、肝胆湿热、血虚风燥等证型,通过药物涂覆、滴耳及针刺治疗更为直接简便,较好缓解了耳部瘙痒及红肿。

耳疮中医外治法注意事项

值得注意的是耳疮属于西医弥漫性外耳道炎的范畴,多为感染引起的疾病,通过外敷中药清热解毒可缓解病情,但临证时也要谨慎诊断,若感染较重仍需常规使用抗生素控制感染,若合并全身其他脏腑的疾病,如糖尿病引起的耳部弥漫性红肿经久不愈,需进行相关检查,系统治疗,如合并脓耳且听力下降,须综合判断,不可延误病情。目前医疗环境下单纯使用中医外治法治疗耳疮情况较少,多以中西医结合治疗为主。

耳疮临床常用中医外治法

耳道灌洗法

药物 矮桐子、苍术、黄柏、蒲公英、白鲜皮、银花。

操作方法 将上述药物等份煎水静置,待水温达到40℃左右,将药液用于患耳灌洗,患耳朝上,将药液灌入耳道后保持体位15~20分钟,然后患耳朝下,使灌入药液流出,一天2~3次,可连续使用至症状消失为止。

注意事项 灌洗之后,应用棉签拭净外耳道,在非灌洗的情况下,保持耳道干燥。

出处 笔者经验方案。

编者按 适用于湿热毒邪引起的耳疮。耳疮辨证主要以风热邪毒及肝胆湿热为主,患者由于挖耳恶习,损伤耳窍,风热邪毒乘机侵袭耳窍,或污水入耳,脓液浸渍染毒而发。或由热毒壅盛,兼夹湿邪,引动肝胆火盛,循经上犯于耳道,阻滞经脉,犯逆肌肤而至外耳道弥漫红肿、疼痛。以实证热证较常见。方中以矮桐子为君药,矮桐子味苦,微辛,性平,《纲目拾遗》中说:"洗鹅掌风、一切疮疥,煎汤洗汗斑,湿火腿肿久不愈者,同菴闾子浸酒服。并能治一切风湿,止痔肿,煎涌服,治臁疮,捣烂作饼,加桐油贴。"耳部生疮为肝胆经所循之处,湿邪循经上犯,发为疮疡,矮桐子归肝胆经,药达病所,燥湿杀虫,祛风止痒。耳疮者,多为邪热流连耳窍,银花、黄柏清热燥湿,解毒疗疮。《内经》曰:"诸湿肿满,皆属于脾",苍术等健脾燥湿止痒,白鲜皮具有清热燥湿,祛风解毒之功效。耳疮新发多为邪毒所客,肝胆湿热上犯,病在肌肤,局部灌洗可直接充分作用于患处,达到清热解毒,燥湿止痒的功效,又可避免局部涂药堵塞耳道之弊端,因此笔者在临床中常用。

耳 面 瘫

耳面瘫是指因耳部脉络痹阻所致的以口眼㖞斜为主要特征的疾病。突然发生一侧口角㖞斜和闭眼障碍,可伴有溢泪、喝水时嘴角漏水等症状,本病好发于成年人,西医的周围性面瘫,如贝尔面瘫可参考本病辨证施治。

本病可有面部受风史,临床上面瘫常突然发生,额弛睛露,额部皱纹消失,鼻唇沟变浅,人中沟、口角歪斜,偏向健侧,鼓腮漏气,口角下垂,口水外溢。

中医考虑本病多由正气不足,脉络空虚,风邪乘虚入中脉络,气血痹阻,筋脉弛缓而发病。中医理论来说,以单侧为例,阳明内蓄痰浊,太阳外中于风,风痰阻于头面经络,则经隧不利,筋肉失养,故不用而缓,无邪之处,气血尚能运行,相对而急,缓者为急者所牵引,故口眼歪斜,治宜去痰逐瘀,止痉通络,则痛可愈。

古代医家对耳面瘫积累了丰富的经验。《类证治裁·中风》曰:"口眼㖞斜、血液衰涸,不能荣润经脉。"喻嘉言在《医学法律》中也提到:"口眼㖞斜,面部之气不顺也。"其外因如《诸病源候论·妇人杂病门》之所言"风邪入于足阳明,手阳明之筋,遇寒则筋急引颊,故使㖞斜……""偏风口㖞,是体虚受风,风入于夹口之筋也"。面瘫发病的不内外因如《灵枢·经筋》载有:"足阳明之筋……其病……卒口僻,急者目不合,热则筋纵,目不开,颊筋有寒则急,引颊移口,有热则筋弛纵缓,不胜收故僻。"这首先提出了本病是由外邪侵袭颜面经脉而发。中医学针灸在治疗面瘫方面,内容尤为丰富。《针灸甲乙经》记载"口僻,颧髎及龈交、下关主之","目痛口僻戾,目不明,四白主之","口不能水浆,喎僻,水沟主之",等等。《针灸大成》云:"颊车地仓主口眼喎斜。"《医学入门》云:"……口噤喎斜涎多,地仓颊车仍可举。"《类经图翼》:"颊车主治口眼喎斜者,喎左则左泻右补,斜则左补右泻","下关主治偏风口眼喎斜"。《针灸摘要》曰:"治中风口眼喎斜,针足阳明经颊车、地仓二穴。频频针刺,以取尽风气口眼正为度。"《百症赋》:"颊车、地仓穴,正口喎于片时。"《古今图书集成医部全录·风门》记载:"口眼喎斜,地仓针入二分,沿皮斜向颊车一寸半,留十吸泻之颊车二分斜向地仓。以上两穴,喎右补泻左,喎左补泻右。"《医宗金鉴》云:"口眼喎斜灸地仓"。《千金翼方·诸风》曰:"夫眼𥉙动,口偏喎,舌不转者,灸口吻边横纹赤白际,逐左右随年壮卒中风口唱,以苇筒长五寸,以一头刺耳孔中,四畔以面密塞,勿令泄气,一头内大豆一颗,并艾烧之令燃,灸七壮差,患右灸左,颊车两穴……口僻,左右灸之。"描述了以灸法治疗本病。

耳面瘫的中医外治法治疗优势

在耳面瘫治疗方面,中医学著述颇丰,其中针灸治疗表现出极大的发展前景及优势,针灸治疗面瘫已有数千年的历史,历代医家在不断的临床实践中积累了丰富的经验,而现代发展中加入了电针、放血、穴位注射等方式。针刺可以缓解血管痉挛,改善局部血液循环,促进炎性产物的清除,使局部水肿、炎症吸收消退,从而避免面神经的进一步受损,并缩短其受压时间,改善受损神经和面肌的营养状况,使麻痹的面神经和面肌兴奋性增强,利于其功能的恢复,病初多风邪外感,以疏风通络祛邪为主,病中以平衡扶正祛邪为度,后期则注重活血化瘀,扶助正气。针灸治疗耳面瘫临床运用广泛,疗效较好。

耳面瘫中医外治法注意事项

耳面瘫属周围型面瘫范畴,在诊疗过程中须与中枢性面瘫相鉴别。鉴别要点在于眼裂以上部位是否瘫痪:中枢性面瘫主要是眼裂以下部分瘫痪,因此,闭眼、提额、皱眉等动作不受影响;耳面瘫则累及眼裂以上,因此还出现一侧闭眼障碍、额纹变浅或消失等表现。

耳面瘫临床常用中医外治法

1. 面部针灸+体针

面部主要取穴　透刺法:头临泣透阳白、阳白透鱼腰、攒竹透鱼腰、鱼腰透丝竹空、地仓透颊车。加下关、太阳、人中。

体针　健侧合谷,邪气有所出路,加足三里、太冲。治风三穴风池、风府、翳风。

配穴　如肝阳上亢者,加中渚、丘墟;痰湿中阻者,加丰隆、阴陵泉。气血两虚者,加气海、脾俞、胃俞;肾精亏虚者,加关元、肾俞、百会。

操作方法　患者取坐位或卧位,各穴位常规消毒后毫针平刺,提插捻转至患者酸胀麻痛感明显为宜,足三里用补法,合谷用泻法,其余各穴平补平泻,留针30分钟,15分钟后各穴行针提插捻转加强刺激,针刺后应注意避风保暖,当天不宜洗澡冲凉,注意在急性期不宜留针时间过久,也避免患侧穴位的强刺激。

出处　笔者经验方案。

编者按　适用于各类型耳面瘫。耳面瘫多因外感、劳累等诱发,病因主要责之于风、痰、虚,不外乎风邪外袭,气血两虚与风痰阻络。风者,善行而数变,面者,阳明之乡,风邪侵袭客于面部阳明络脉,使气血运行异常,络脉失于荣养,因而口眼歪斜。阳明为多气多血之经,气属阳主动,血属阴主静,气虚不能上奉于面,阴血亦难灌注阳明,面部肌肉失去气血的濡养而致。痰饮、风痰流窜经络,上扰面部,阳明络脉壅滞不利,致口眼㖞斜。透刺法是临床上治疗面瘫的常用针法。

面瘫治疗主要为面部取穴,刺激以直达病所。强刺激手法使得气针感传至面部,面部的穴位因经络气血运行表浅,透刺法异经同治,对面神经的刺激能达到有效反应,有利于面瘫恢复。它不仅能促使气至病所,显著增强针感,而且在面部经筋相应穴位进行的同经间或异经间的经筋透刺,还能更好地激发相关经筋之气,从而达到疏调三阳经筋、恢复经筋功能的作用。

风为百病之长,其性开泻,主动,治耳面瘫必先治其风。其中风池、风府、翳风为治风之三要穴。督脉统管一身之阳气,沟通上下,风邪所客,经脉不通,通过针刺风府以通阳活络,扶正祛邪。翳风属手少阳三焦经,循行耳周,为气血运行之通道,针刺翳风活血通瘀,风池为足少阳胆经,足少阳、阳维之会,壮阳益气。人中为任督二脉交会之所,可以协调阴阳,调整气血阴阳平衡。

在面对耳面瘫患者时除主要用穴之外,根据面瘫新久及症状差异须辨证论治,新病以疏风散邪配以治风三穴,病久考虑脾肾亏虚,补以膈俞、太冲、足三里,痰湿阻络配丰隆、阴陵泉,气滞血瘀取三阴交。

2. 梅花针叩刺

选用针柄为15~19cm长的皮肤针(五枚针),手握针柄后端,食指压于针柄,将针具与皮肤消毒后,针尖对准耳后或患侧头额部,手腕部用力,指尖上下颤动将针尖垂直叩击于肌肤,避免"勾、斜、挑",叩击后迅速提起,叩击须快速轻巧,保持每分钟300~400次频率,至皮肤潮红为度,太轻则邪气不去,过重则伤及面部肌肉留下瘢痕。叩刺后面部避免搓揉,嘱患者避风寒,当天不宜洗澡冲凉、清洗面部。梅花针叩刺可隔日一次,连续2周。

出处　笔者经验方案。

编者按　适用于耳面瘫各时期体质强健患者。梅花针治疗原则是改善局部血液循环,减轻面神经水肿,缓解神经受压,促进面神经功能恢复。中医认为本病或因劳汗当风,或因贪凉喜冷,嗜卧风口,或因腠理开泄,卫外不固,风寒诸邪乘虚直中三阳经面部经筋,致使经筋失利,纵缓不收而现口眼歪斜。梅花针循头面及耳周手足三阳经叩刺,作用于头额、口角、耳周的肌肤,用力轻微,作用于浮络、孙络。用以输布气血,濡养全身,加强表里经脉的联系,可以缩短治疗时间,减少后遗症的发生。

3. 面部刮痧

使用玉石或玛瑙刮痧板,蘸取红花油于患侧耳周,顺从耳周及面部肌肉纹理进行刮痧,以皮肤潮红为度。

操作方法 患者取坐位或侧卧位,暴露耳部及面部皮肤,在患处均匀涂抹红花油,操作者手持刮痧板,与皮肤呈45°,利用腕力固定刮痧板与皮肤的角度,并将用力沉淀至刮痧板边缘,轻刮耳前及耳廓后沟。以患者患处皮肤微红出痧为度,过轻则邪泄不畅,过重则伤及面部皮肤筋膜,耗损正气。刮痧完毕后轻轻用干纱布将皮肤拭擦干净。

注意事项 患者耳面瘫中后期多伴有面部肌肉的僵硬,应选用玉石或玛瑙等质地较柔润的刮痧板,以红花油涂抹于面部患处轻柔操作。刮痧部位以患侧耳后翳风、天柱附近至面正中攒竹、印堂、迎香周围,应顺从面部肌肉纹理进行。

出处 笔者经验方案。

编者按 适用于耳面瘫中后期面肌持续僵硬患者。刮痧疗法是通过刺激络脉而使皮下显现出血性斑痧的一种中医传统外治疗法,通过刺激皮部开泄腠理,从而疏通经络,使气血畅通,而达到脏腑的阴阳平衡。刮痧疗法对皮部的刺激不如针灸准确于"点",面积较宽泛,包含经穴,刮痧疗法的刺激较重,由表治里,仍保有"宁失其穴,不失其经"的理念。通过从耳后到面正中的刮痧方式,包含了对于面瘫患处肌肉的刺激,达到疏解筋肉、活血化瘀的目的。

而且不离足少阳胆经、手少阳三焦经、手阳明大肠经和足阳明胃经,耳面瘫多辨证外感风邪或正气不足,通过刺激相应经络达到祛邪不伤正的目的。

4. 揿针

面部取穴　地仓、颊车、丝竹空、攒竹、太阳、头维、迎香、下关。

耳穴　内耳、肺、肝、脾、内分泌、皮质下。

操作方法　选用1.5mm到0.9mm揿针,耳穴选用0.3mm到0.6mm揿针,留针72小时(夏天留48小时),早晚各揉按1次,每次顺时针15次,逆时针15次,以达到加强局部刺激的作用,嘱患者揿针粘贴处避免用力搓揉,防止脱落。

出处　笔者经验方案。

编者按　适用于各类耳面瘫。针刺原始效应是电化学效应,即揿针刺入体内产生微电流,改变局部电位差,从而对人体自身电生理传导产生影响而达到疗效。揿针表面有重压外壳,可围成有外壳压力感受的压觉屏蔽区,使人体对针刺感的感受缓解,对于尖锐器械恐惧的成人或儿童更容易接受,且针长极短,直径极细,用于皮肤菲薄及儿童哭闹不愿配合的情况使用时更为安全。揿针埋入后形成与皮肤完全封闭的空间,防水、防汗不易脱落,作用更为持久。

耳面瘫多有头面受风史而表现口角歪斜,后期以气血两亏、风痰阻络为主要辨证要点,取穴以头面及耳周穴位为主穴,仍不离手足阳明经,手足少阳经及足太阳膀胱经,通达一身阳气。地仓穴在下庭地阁处,口以入谷,属足阳明胃经,阳跷、手足阳明之会。《内经》曰:"地气通于口。"食五谷必经于口,解剖学上布有面神经及眶下神经的分支,深层为颊神经的末梢,并有面动、静脉经过。耳面瘫,口角歪斜、流涎为阳明经受邪不能固护,故取地仓长留针三日安其仓廪。颊车属足阳明胃经,传大迎穴传来的五谷精微之气,受内部心火的外散之热,气血循经输送于头,邪气客于阳明经,则脉络阻滞,水谷精微不能散布于头面,故口眼㖞斜,通过埋针可得其气,通其道,行其气血。丝竹空为手少阳三焦经循行经脉,包括鱼腰、攒竹,解剖上为眼轮匝肌处,布有颞浅动、静脉的颞支,通过刺激相应穴位,改善局部电生理活动,从而达到疗效。

5. 穴位敷贴

通过药物制成膏剂或药物研为细末调敷于患侧面部,是古代医家常用的治疗方法,如《外台秘要·第十四卷》:"大皂荚五两去皮子下筛。以三年大醋和。右涂左。左涂右。干更涂。" 又如 "又疗中风面目相引偏僻。牙车疼急。舌不得转方。牡蛎(熬)、矾石(烧令汁尽)、附子(炮)、灶中黄土。上四味分等捣筛。以三岁雄鸡冠血和药。敷其急上。预持鉴及水着边照。才欲复故便洗去血。不速去便过不复还也。" 现代医家吸取古代经验进行加味改进,具体成药较多,其中选取加味牵正散介绍如下。

药物组成　包括白附子、僵蚕、全蝎、川乌、草乌、威灵仙、半夏、陈皮、白及等各10g。

操作方法　诸药共研成细末,用鲜姜汁调成糊状,涂抹于直径约1cm的圆形塑料膜上制成药膜,将药膜分别贴敷在患侧阳白、太阳、四白、颊车、地仓、下关、翳风穴处,胶布固定。12小时后用清水洗尽。每日1次,10天1疗程。

出处　《杨氏家藏方》牵正散的加减使用。

编者按　适用于耳面瘫风寒型。牵正散出自《杨氏家藏方》,山东中医药大学、开封市中医院等对其均有加味以治疗周围性面瘫的临床报道,其中僵蚕、全蝎为虫药,剔骨搜络、破气通窍,耳面瘫多伴有经脉瘀滞,使用虫药可通经活血,缓解面肌痉挛。白附子、草乌、川乌同为乌头类,辛、苦、大热,古时多有著述以治风寒湿痹,温经通络,祛寒除湿,耳面瘫日久则虚,风寒客于腠理则壅滞不通,药物阳热之性可推动面部气血运行,将这些活血化瘀、通络止痛的药物直接作用于患处,药达病所,改善肌肤僵硬、痉挛的情况,减轻面神经水肿,改善局部气血瘀滞,对于耳面瘫的恢复有较好的疗效。

参 考 文 献

1. 徐福新. 透刺加皮肤针叩刺治疗顽固性面瘫58例[J]. 河北中医,2006,5(37):1.

2. 熊大经. 中医耳鼻咽喉科学. 第9版[M]. 北京:中国中医药出版社,2012,8:103.

3. 蔡慧敏. 加味牵正散穴位贴敷联合针灸治疗周围性面瘫40例[J]. 中医研究,2013,9(50):4.

耳　胀

　　耳胀是指以耳内胀闷堵塞感及听力下降为主要特征的中耳疾病,有些书籍又将其称为"耳胀耳闭"。临床多表现为耳内胀闷堵塞感,伴有听力下降。病初起,以耳内胀闷为主,或兼有疼痛;病久者,耳内如物阻隔,听力逐渐下降。西医的分泌性中耳炎、气压创伤性中耳炎、粘连性中耳炎等疾病可参考本病辨证。

　　中医古籍中有关风聋、耳闭、耳聋等病症的描述中,可以找到与本病类似的记载。如隋代《诸病源候论·卷二十九》:"手太阳厥而聋者,其候聋而耳内气满。""足少阴肾之经,宗脉之所聚,其气通于耳,其经脉虚,风邪乘之,风入于耳之脉,使经气痞塞不宣,故为风聋。"明代方隅《医林绳墨》:"耳闭者,乃属少阳三焦之经气之闭也。"清代余听鸿《外证医案汇编·耳疡》:"某,舌白、咳嗽,耳胀,口干,此燥热上郁,肺气不宣使然,当用辛凉,宜薄滋味。"《大众万病顾问》："何谓耳胀,耳中作胀之病,是谓耳胀。"《临证指南医案·卷八》："如温邪暑热风火侵窍而为耳聋胀痛者,用连翘、山栀、薄荷、竹叶、滑石、银花,轻可去实之法,轻清泄降为主。"中医传统疗法治疗本病方法多样,除辨证予中药内服外,仍有如针刺、艾灸、皮内针、穴位贴敷、按摩、滴鼻、刮痧、穴位注射等外治疗法。

耳胀的中医外治法治疗优势

耳胀是临床常见病,儿童发病率高,且易反复,是导致儿童听力下降的重要原因之一。中医外治法,根据中医辨证既可调节整体,又能着重刺激局部,迅速缓解鼻部、耳部等局部症状,配合中药内服,调动自身正气抗邪,不易复发,且相对鼓膜穿刺及鼓膜置管安全、简便、可操作性强,患者接受及配合度高。

耳胀中医外治法注意事项

耳胀常伴随听力下降、耳鸣等症状,在施行中医外治法前不能脱离现有的耳鼻喉基本检查,应辨别因盯聍堵塞、耳内流脓、外伤等引起的耳胀症状,选择合适的治疗方法。另外,从清代开始,医家们已明确认识到耳与鼻的密切关系,在临证时,需分清耳胀的病因在鼻还是在耳,或责之其他,根据病因合理选择外治方法。此外,治疗时要密切观察患者病情变化,对于中医内治及外治方法不敏感的患者,1个月后仍不见好转且明确有鼓室积液的患者,需考虑鼓膜置管等其他方案,不要耽误病情,贻误患者。

耳胀临床常用中医外治法

(一)针灸疗法

1. 体针

主穴 泥丸八阵、翳风、听宫、听会、合谷、外关。

配穴　风邪外袭者,加印堂、迎香、风池、天柱;脾虚湿困者,加足三里、阴陵泉、中脘;肝胆湿热者,加太冲、阳陵泉、行间、侠溪;肝肾阴虚者加三阴交、关元;痰瘀交阻、积液黏稠者,加丰隆、三阴交。

操作方法　实证者用毫针泻法。虚证者用补法。

出处　笔者经验方案。

编者按　耳胀常伴有听力下降,取穴应多兼顾聪耳之效。泥丸八阵是成都中医药大学附属医院李仲愚先生创造的以八卦相应的乾、坤、坎、离、震、巽、艮、兑八方而定位在头部的奇穴。其取穴以百会(泥丸)穴为中宫,而形成相应的内八荒、中八荒、外八荒,统称泥丸八阵。泥丸八阵属络于脑,脑为元神之府,而有调节十二经及脏腑的"阴阳平衡"的作用。笔者临床选穴常选内八荒作为选穴点,以调节脑部元神及全身阴阳气血。针刺时针尖朝向百会(泥丸)穴。

翳风者,属手少阳三焦经,在耳后陷中,能治风邪所致疾患,犹云翳处之风穴,主散风活络、聪耳消肿,配合手太阳小肠经之听宫及足少阳胆经之听会,为耳病常规局部配穴;远端取穴选有广泛通经活络功用的合谷及手少阳经之络穴外关。

根据辨证,配合取相关穴位,如外感风邪者加风池、天柱,兼有鼻部症状者加印堂、迎香;脾虚湿困者,加足三里、阴陵泉、中脘;肝胆湿热者,加太冲、阳陵泉、行间、侠溪;肝肾阴虚者加三阴交、关元;痰瘀交阻、积液黏稠者,加丰隆、三阴交。

针对睡眠质量下降问题,笔者常取太冲透涌泉,加用申脉、照海组为足部安眠三针,太冲为肝经原穴,取其理肝之意,涌泉位于人体最下部,为阴阳经相顺接之位,太冲透涌泉一针行两穴之功,配合通于阳跷脉、阴跷脉的八脉交会穴之申脉、照海,交通阴阳,使阴阳气相顺接,起到安眠功效。

2. 揿针

（1）体针

主穴　翳风、听会、合谷。

配穴　肺经受邪者加迎香、印堂、外关；脾虚者，加足三里、中脘、天枢；心气虚、睡眠障碍者加神门、大陵、内关。

操作方法　选用0.6~1.5mm揿针，留针72小时（夏天留48小时），不定时按压刺激。

编者按　该病儿童患者占很大比例，而患儿对传统针刺存在恐惧心理，很难配合，该方案采取针体仅有0.6~1.5mm的揿针，特点为刺激量小而持久，方便、安全，儿童及家长可积极配合，且据笔者经验，经长时间的候气能达到最佳疗效。因此，一些正气虚弱、不耐针刺之人也可以使用本方案配合中药治疗。选穴则根据患者病情体质辨证选取。

（2）耳针

主穴　神门、内耳、内分泌。

配穴　肺经受邪者加肺；脾虚湿阻者加皮质下、脾；肝胆湿热者加肝；肾气虚损者加肾（女子加肝）。

操作方法　选用0.3mm揿针，留针72小时（夏天留48小时）。或是采用王不留行籽耳穴贴压，两耳交替进行。

出处　笔者经验方案。

编者按　"耳者，宗脉之所聚"，而笔者一般选用神门、脾、内耳作为主穴，因耳廓三角窝处神经分布尤为丰富，神门位于其中，有调节大脑皮质的兴奋与抑制的功能；据笔者观察，"脾虚湿阻"为耳胀的常见证型，脾虚无力运化，湿邪困脾，清阳不升，浊阴不下，发为耳胀耳闭，故以脾反射点作为主穴；至于内耳可以调节内耳功能。内分泌起到整合性调节作用，通过调节分泌来实现对机体的控制与调节。

3. "升阳祛霾"针灸法

①针刺百会、印堂、听宫、风池、合谷等穴；②艾灸热敏化腧穴。

操作方法 灸患侧耳门、听宫、听会,依序进行回旋、雀啄、往返、温和灸。先行回旋灸1分钟,温热局部气血,继以雀啄灸1分钟加强敏化,再循经往返灸1分钟激发经气,然后施以温和灸发动感传,开通经络。每次约20分钟,隔日1次,一个疗程为10次。

出处 《谢强教授针药并用治疗耳胀耳闭经验初探》谢强经验。

编者按 此法原理同耳眩晕,主要是针对耳胀耳闭的虚证。笔者临床运用中,在足三里穴上使用温针灸。特别是对脾虚湿困型,通过加强足三里穴的补益气血作用,疗效更好。以针灸通其经络,上通下达则气血精微之气才能上达头脑之地充养元神之腑。浊阴既在上窍,以艾灸温其阳气,促进温煦、气化之功,则浊阴降而元神清。

4. 腹针疗法

取穴 引气归元、上风湿点、上风湿上点、天枢、大横、期门、章门。

操作方法 患者仰卧,暴露腹部,根据患者的胖瘦选择25mm或33mm毫针,根据病程的长短决定针刺深度,只捻转不提插或轻捻转慢提插。

出处 笔者经验方案。

编者按 腹部全息影像分布于腹壁浅层,颈部从两个商曲穴伸出,头部位于中脘,尾部从两个气穴向下延伸至关元附近,前肢分别于滑肉门引出,在上风湿点屈曲,止于上风湿点外点,后肢由外陵穴向外延伸止于下风湿下点。八廓系统中,中脘主心、小肠;关元主肾、膀胱;左上风湿点主脾胃;左大横主下焦;左下风湿点主肺、大肠;右上风湿点主肝、中焦;右大横主肝胆;右下风湿点主上焦。

根据传统经络理论及腹针疗法理论,引气归元四穴同用有"调理脾肾,先后天同养"之义。而耳胀患者多为上盛下虚之候,邪浊上壅头面,中下二焦功能失健,所以选取"引气归元"为主穴,配天枢、大横、上风湿点以健脾、理肺,佐以章门、期门以平冲降逆。在笔者的临床应用中,其常用来配合中药同时使用,能取得更好的疗效。

5. 夹脊排针法

取穴 夹脊、膀胱经背部第1侧线。

操作 取30~35mm针灸针,直刺0.5~0.8寸,留针30分钟。

出处 笔者经验方案。

编者按 此方案源于笔者治疗有脊柱病(椎体、椎间盘、韧带、肌肉发生病变)的耳眩晕、耳聋、耳胀患者,普通针刺缓解耳胀症状效果欠佳时,考虑存在听觉神经纤维经下行通路与脊髓前角细胞联系,脊旁0.5寸属夹脊穴,每穴都有相应脊骨下方发出的脊神经后支,夹脊外1寸同属膀胱经,分布各脏腑的背俞穴,直刺0.5~0.8寸,起疏通经络、调节全身脏腑功能的作用,笔者经验,可改善耳胀症状。

6. 平衡针

主穴 偏瘫穴、升提穴。

配穴 鼻部症状明显患者加用鼻炎穴等。

操作方法 3寸针灸针,快进针、强刺激相应穴位对应神经,不留针。

出处 笔者经验方案。

编者按 平衡针是王文远教授根据人体自我平衡原理创建的一种针刺方法,利用针灸调动人体神经系统,进而调整失调紊乱的大脑管理程序,依靠病人自己重建新的平衡。笔者结合自身经验,认为此方案多适用于局部症状明显且不耐受针刺留针的患者。偏瘫穴位于耳尖上3cm,映射至颅内对应颞侧听皮质,对耳功能起调节作用;取升提穴以升阳益气固本,补肾健脾,调节脏腑功能,以达脾肾功能调达,人体气血通畅充盈,耳窍清灵的功用。特别对于伴有鼻阻的咽鼓管功能不良患者,鼻炎穴进针后可即刻改善鼻部症状。

7. 切脉针灸

切脉针灸在耳胀中的应用,参照"耳鸣耳聋"篇,适用于普通针灸效果欠佳且经四部切脉后可明确上下虚实的患者,笔者临床应用中多结合腹针,遵循"虚则补之、实则泻之、热则清之、寒则温之"的原则,根据切脉针灸金针补、银针泻的特点,结合脏腑辨证,合理补泻。

(二)穴位贴敷

材料 白芥子5g、细辛3g、桔梗1g、干姜2g。

方法 上药共为末,蜂蜜水调敷,取肺俞、膈俞、肝俞、脾俞、足三里;在伏九期间,一九(伏)、二九(伏)、三九(伏)分别贴一次,每次选3穴,每个穴位敷贴后停留4~8小时,如果起疱则立即取下。

出处 笔者经验方案。

编者按 耳胀虚者多责之肺、脾、肾不足,实者有外感、痰瘀、水湿,与素体脏腑阴阳失衡有关,"三伏""三九"为一年当中阴阳交替的时节,夏季人体腠理开泄,药物易由皮肤进入穴位,加之人体阳气得天阳相助,达到温阳利气、祛散伏痰,从而发挥防病治病的作用;而冬至,阴极而阳生,人体内的阳气开始生发。因此,在伏九天进行敷贴治疗,可以调节阴阳,改善患者体质,从而防止或减少耳胀的复发。方中白芥子性温,无毒,入肝、脾、肺、胃、心与包络之经。能去冷气,安五脏,逐膜膈之痰,利窍明目,逐瘀止痛,也是天灸的主药;细辛"入心、肝、胆、脾四经",能祛风,散寒,行水,开窍,两药合用能驱头面之风邪,配以干姜温中,桔梗载药上行以达病所。

(三)按摩导引

1. 刮痧法

材料 刮痧板、刮痧油。

操作方法　刮痧油均匀涂抹于患耳耳周2寸范围,用刮痧板循耳周少阳经走形,力度由轻至重,至出痧为止。

出处　编者经验方案。

编者按　此方案适用于症状轻微、单一,辨证以实证为主的患者。患者自诉耳部不适如戴耳套者,注意力度与位置,以局部潮红为度。忌刮颈中,防止刺激颈动脉窦而致晕厥。

2. 按摩

(1)鸣天鼓法:两手掌心紧按双侧外耳道口,两手的食指、中指和无名指分别轻轻敲击枕部,共60下,然后掌心掩按外耳道口,手指紧按枕部不动而后突然抬离,耳中即可闻及炮样声响,如此反复操作9次,以上算作1回,每次可做3回,每天可做3次。

(2)营治城郭法:以两手按耳轮,一上一下按摩,每次15分钟左右。

(3)鼓膜按摩法:用中指尖插入外耳道口,轻轻按压,一按一放,待外耳道的空气排出后即突然拔出,如此反复多次。

(4)咽鼓管吹张:捏鼻鼓气法,即捏鼻、闭口、鼓气,使气进入耳窍内,反复数次,每日行2~3次。

(5)鼻部按摩法:患者先自行将大鱼际摩擦至发热,再贴于鼻梁两侧,自鼻根至迎香穴反复摩擦至局部觉热为度。

出处　《中医耳鼻喉科学》。

编者按　若耳痛较甚、鼓膜充血、鼻塞涕多者,或明确鼓室积液者,不宜行咽鼓管吹张法。按摩法简单易行,患者自我操作性强,长期坚持可清开耳窍,活络舒筋,有助于疾病预防及后期恢复。

3. 推拿疗法

(1)风热上扰

选穴　风池、风府、听会、听宫、肝俞、肺俞。

操作方法　先拿风池、风府各2分钟,按揉听会、听宫各2分钟,再推肝俞、肺俞各3分钟。

（2）邪毒瘀结

选穴　风池、翳风、曲池、合谷、太冲、内庭、太溪、三阴交。

操作方法　先拿风池，点按翳风各2分钟，再揉曲池、合谷各2分钟，点按其他穴位各3分钟。

（3）肾精亏损

选穴　肾俞、脾俞、中脘、关元、气海、太溪、完骨。

操作方法　先点按肾俞、脾俞各2分钟，掌按中脘、关元、气海各3分钟，再按揉太溪3分钟，弹完骨3分钟。

出处　丁建江等主编《五官科疾病外治法》经验方案。

编者按　推拿疗法适用于不耐受针灸及中药或单纯内治法效果不佳的患者，且相对针灸与中药，患者接受程度较好。推拿疗法遵循中医基础理论，根据患者病情体质，辨证施治，风热上扰者取风池、风府，配合局部穴位共奏疏风清热之效；邪毒瘀结者驱邪解毒、散结化瘀，合谷、曲池通经活络驱邪，局部穴位刺激配合点按肝、脾、胃、肾经之太冲、三阴交、内庭、太溪，理肝和脾补肾，调节脏腑阴阳驱邪化瘀；病程日久，累及先天之本的患者，点按肾俞、脾俞起先后天同补之效，掌按腹部中脘、关元、气海加强补脾肾之功，按揉太溪为肾经远端取穴之意，弹完骨则为刺激局部之效。

（四）其他

洗鼻

耳胀伴有鼻内干痂附着、涕多黏稠者，可用仿生理性海水喷鼻剂或温水冲洗鼻腔，保持鼻腔温润、通畅，有助于咽鼓管功能恢复。

耳胀伴随鼻阻、流涕等鼻部症状的患者，可采用鼻部血管收缩剂滴鼻等方法，先解决鼻部症状，结合病机联合使用中药调节患者体质，长期改善咽鼓管功能。

参 考 文 献

1. 中医耳鼻喉科常见病诊疗指南编写组. 中医耳鼻喉科常见病诊疗指南[J]. 北京: 中国中医药出版社, 2011: 6-8.

2. 熊大经. 中医耳鼻喉科学[M]. 北京: 人民卫生出版社, 2012: 68-73.

3. 丁建江, 赵家胜, 吴绪平, 等. 五官科疾病外治法[M]. 北京: 中国医药科技出版社, 2001: 446.

耳 鸣 耳 聋

耳鸣指以自觉耳内或头颅鸣响而周围环境中并无相应的声源为主要特征的病证, 主要包含西医学的各种不同原因导致的耳鸣。耳聋指以听力减退为主要特征的病证, 主要包含西医学的突发性耳聋、爆震性聋、传染病中毒性聋、噪声性聋、药物中毒性聋、老年性聋、耳硬化症以及原因不明的感音神经性聋、混合性聋等疾病。二者既可作为多种耳科疾病乃至全身疾病的一种常见症状, 有时也可将它单独当作一种疾病来对待。

耳鸣典型的临床表现为: 患者自觉一侧或两侧耳内或头颅内外有鸣响声, 如蝉鸣声、吹风声、流水声、电流声、沙沙声、啦啦声、嗡嗡声、唧唧声等, 这种声感可出现一种或数种, 呈持续性或间歇性, 鸣响的部位甚至可出现在身体周围。患者常因听到这种鸣声而引起烦躁、焦虑、抑郁、失眠、注意力不集中等症状, 影响学习工作。耳聋典型的临床表现为: 轻者听音不清, 重者完全失听。暴聋者耳聋突然发生, 以单侧为多见, 常伴有耳鸣及眩晕; 渐聋者听力逐渐减退, 可单侧或双侧发病。部分耳聋可呈波动性听力减退。

耳鸣耳聋是临床常见多发病证, 是当今公认的世界难治性疾病之一。近年来随着生活节奏的加快, 人们的生活工作压力日益加重,该病的发病率有上升的趋势。患者深受困扰,持续性或间接性的耳鸣常影响患者的听觉、睡眠、情绪等,甚至导致语言交流障碍及焦虑、抑郁的心理障碍,这种心理障碍又会加重耳鸣,甚至发生耳聋,严重者甚或有自杀的倾向,从而形成严重的恶性循环。耳鸣耳聋虽不危及生命,但给人们的生活、工作、学习带来诸多不便,严重影响人们的交际及生活质量。如何积极有效地保存较佳听力,降低耳鸣声响,是目前治疗的重点。近年来中医外治法在耳鸣耳聋的治疗方面取得了很大的进步,多种外治法如针刺、灸法、穴位注射、穴位埋线、穴位贴敷、推拿、按摩导引等均效果较好,且其安全无副作用,简便易行,价廉易被患者接受,在耳鸣耳聋的治疗方面有很大潜力,为有效治疗耳聋、耳鸣开辟了一条新的途径。

关于本病治疗的古文献记载非常多,治疗手段多样,其中针灸,尤其是针刺治疗耳鸣耳聋,是历代医家比较重视的。早在《内经》就有多处提及针刺法,其取穴方法有耳周取穴和循经取穴,并采用了针刺法。如《灵枢·厥病》篇:"耳聋无闻,取耳中。"笔者认为耳中即耳中穴(光锥所在位置),是治疗耳聋的要穴。《灵枢·寒热病》篇说:"暴聋气蒙,耳目不明取天牖。"天牖为手少阳三焦经穴位,位于耳后,主治头痛、耳鸣耳聋等。《灵枢·杂病》篇:"聋而不痛者取足少阳;聋而痛者,取手阳明。"强调依据耳聋的不同伴随症状取不同的经穴治疗。《灵枢·厥病》篇:"耳聋,取手小指次指爪甲上与肉交者,先取手,后取足。"则说明了循经取穴的次序。《针灸甲乙经·卷十二》提出许多针刺穴位:"耳痛聋鸣,上关主之","耳聋鸣,下关及阳溪、关冲、液门、阳谷主之","耳聋鸣,头颌痛,耳门主之","卒气聋,四渎主之",等等。除此之外,还提到听会、听宫、翳风、会宗、天容、天窗、肩贞、腕骨、商阳、合谷、中渚等穴位,这些穴位一直为后世医家所沿用。《针灸大全·卷四》记载的治疗耳聋穴位少而精,仅有听会、三里、翳风、肾俞等穴,其中肾俞穴,后人一般在治疗肾虚所致耳聋时取用。灸法治疗耳鸣耳聋,在古代文献也有记载。如《备急千金要方·卷三十》:"商阳主耳中风聋鸣,刺入一分,留一呼,灸三壮,左取右,右取左。"《景岳全书·卷二十七》记载了一些灸法,如:"上星,灸二七壮,治风聋","翳风,灸七壮,治耳聋痛","合谷,灸七壮,治耳聋"。但灸法较之针刺,在临床上少用。除了针灸之外,其外治法还包括药物塞耳法、药物滴耳法、药物搐鼻法、药物熏耳法、磁疗法、耳道冲洗法、按摩导引等。如:①药物塞耳法:如《补辑肘后方·中卷》较早记载巴豆丸、菖蒲根丸、菖蒲散等芳香辛散药物塞耳具有宣通耳窍、导气通闭的作用。此法古代多用,多本书有记载,亦有同时口中衔小生铁块者,现亦常用。②药物滴耳法:如《圣济总录·卷一百一十四》记载"治耳聋滴耳鸡卵方",又有麻油、蟹汁滴耳,因疗效较差,临床较少应用。③药物搐鼻法:如《圣济总录·卷一百一十四》根据头面七窍相通,耳病治鼻的方法,提出以麝香、细辛之类具有走窜通窍作用的药物吸入鼻内治疗耳聋。此法至今仍有指导作用。④药物熏耳法:如《圣济总录·卷一百一十四》载有雄黄散,以雄黄、乌头、川椒等辛温药燃烧后使烟熏耳。此法临床应用亦不多。⑤磁疗法:如《杂病源流犀烛》治一切耳聋,用活磁石两块塞两耳,同时口含生铁一块,以飒飒有声为度。此法有一定科学性,现临床应用较多。⑥耳道冲洗法:如《外台秘要》记有用绵滤去汤药渣滓,以点耳孔中。⑦按摩导引:治法有三,其一"鸣天鼓":《内功图说·十二段锦总诀》有"左右鸣天鼓,二十四度闻"。《遵生八笺·卷九》的击探天鼓与鸣天鼓相似,谓"天鼓者,耳中声也。举两手心紧按耳门,以指击其脑户"。此法具有疏通经络、运行气血作用,用于暴聋或渐聋而伴有头痛头晕、耳部堵塞感的患者。其二鼓膜按摩术:《景岳全书》有载:"凡耳窍或损、或塞、或震伤,以致暴聋或鸣不止者,即宜以手中指于耳窍中,轻轻按捺,随捺随放,随放随捺,或轻轻摇动以引其气,捺之数次,其气必至,气至则窍自通矣。凡值此者,若不速为引导,恐因而渐闭,而竟至不闻。"其三"营治城廓":《内功图说·分行外功诀》载以两手按耳轮,一上一下摩擦之,每次可做15分钟左右。此法不仅可作治疗用,亦可作防病保健用。总的看来,耳鸣耳聋的治疗在宋代以前外治法占主要地位,但由于当时对外治药物的筛选、用法比较粗糙且不讲究辨证选方,其发展不快,至明清时代几近被淘汰,只有少数药物简单方法得以流传。然而,笔者在临床实践中发现,其中一些中医外治法作为治疗耳鸣耳聋的手段,至今仍有值得借鉴之处。

耳鸣耳聋的中医外治法治疗优势

就耳聋的性质而言属于"感音神经性耳聋"。神经性耳聋(包括耳鸣),是一种难治性顽固性疾病。国内外尚无特效疗法,其发病机制目前尚不完全清楚,但普遍认同的是内耳动脉痉挛,局部组织缺血、缺氧或病毒感染,损伤内耳听神经、耳蜗毛细胞所致。患者精神状态、注意力分配、全身状态、用药情况等,睡眠不良、疲劳、噪声接触、饮酒和情绪紧张等可以加重耳鸣的症状。西医主要采用激素、扩血管、营养神经、高压氧仓等治疗,一种或数种方法联用对听力的改善差别巨大,据报道,其疗效波动在40%~75%不等。西医治疗的最大优势是对于本病早期的治疗可以最大程度地恢复或维持听力,临床证据显示病程是目前国内外学者一致公认的与患者的预后明显相关的因素之一,且发病2周内治疗效果较好,但也存在诸多不足之处,如: ①对于耳鸣耳聋的早期预防缺乏有效的方法。②疗效的不确定性,由于本病原因不明,作用范围比较局限,即使及时经常规治疗,仍有约1/3的患者治疗效果欠佳。③治疗时机仍受到病程的影响,对病程大于6周的病人及老年病人的治疗效果不甚理想。④对于经常规治疗两周以上而病程在六周以内的难治性耳鸣耳聋,有学者推荐使用鼓室内激素灌注作为挽救性治疗,其有效性仅在19%~34%左右,且极易出现疼痛、眩晕、鼓膜穿孔等副作用;而对于病程大于6周的患者,除佩戴助听器或人工耳蜗植入外无特殊治疗。⑤西药的副反应大,如停药反应和反跳现象,故易复发、影响睡眠、导致食欲差等。⑥花费高等。在历代先贤的不断努力下,耳鸣耳聋的中医治疗积累了不少有效经验,除中药辨证内服外,尚有针灸、耳穴贴压、按摩导引等外治法。其独特之处,在于整体观念及经络、脏腑辨证。从整体的脏腑功能失调来寻找原因,准确的辨证和治疗方法的选取是中医治疗的前提,也是影响疗效的关键因素。从治疗效果来看,中医外治法治疗耳鸣耳聋具有良好疗效,据笔者经验,配合中药内服能缩短疗程,且治疗时机不受病程的影响,并可使兼证得以改善(如耳闷、眩晕、神疲乏力、食欲不振、大便溏薄等及患者睡眠、精神面貌及全身整体状况等)。对于病程短、年龄轻、不伴耳鸣者疗效尤佳,且实证好于虚证患者;对于难治性耳鸣耳聋的治疗,针药合用具有明显优势。从治疗手段来看,中医外治法(如针灸、按摩导引等)具有操作简便、安全无副作用、花费少等优点,符合患者求治心理,因而容易为患者接受,故值得推广和应用,前景广阔。

耳鸣耳聋中医外治法注意事项

除在总论中提到的实施中医外治疗法相应的注意事项外,还应注意暴聋属于耳科急症,应当抓紧时机治疗。本病早期除了予以中医外治,还需配合中药、西医常规治疗,以最大程度地恢复或维持听力,后期在上述治疗的基础上,还应配合心理疏导,减轻患者焦虑、紧张情绪,增强患者信心。另外,临证时部分伴有眩晕的患者还应注意与梅尼埃病进行鉴别。

耳鸣耳聋临床常用中医外治法

（一）针灸疗法

1. 体针+头针+温针灸

主穴 颅息透角孙、完骨、耳门、听宫、听会、翳风、晕听区（耳尖直上1.5cm处，向前后各引2cm的水平线）。

配穴 中渚、外关、四渎、血海、足三里、三阴交、行间、公孙。

操作方法 每次局部选3穴，全身选3~4穴。完骨、翳风、行间、四渎、中渚以捻转泻法为主，以胀感为度。耳门、听宫、听会等以平补平泻法捻转，使其得气。血海、足三里、三阴交、太冲、公孙等补法提插捻转，三阴交针感以向足底放射感为佳。将艾条截成长约2cm的艾炷，足三里穴针刺得气后，硬纸板剪口，铺于施灸部位，将艾炷点燃后置于针柄上，针柄上艾炷与患者皮肤相距20~30mm，每次1壮，待艾炷燃尽冷却后取针。

出处 笔者经验方案。

编者按 耳鸣耳聋多因情志、劳累、外感等诱发，并与年龄、平素不良的用耳习惯、工作环境、电磁辐射等多种因素有关。病因主要责之于虚、风、火、痰、瘀等方面。耳为肾之窍，有赖于肾精上供和气血津液之濡养，失聪多由肾精亏乏、心脾气虚、肝气郁滞致津血失养；风、火、痰、瘀之变为其诱因，病理产物内蓄于脏腑，伤及经络，邪毒壅盛，循经上扰于耳络，则清阳被蒙，血脉痹阻，耳窍闭塞而不能明。故笔者鉴于理论挖掘和前期临床实践，提出耳鸣耳聋"其标在风、痰、瘀；其用在肝脾，治宜标用同治，首重肝脾"的理论，治疗应当以肝脾为中心——理肝和脾。故治疗上，局部取穴主要为耳周及头面部经验穴，体针取穴一般局限于手足少阳及足太阴、足厥阴经穴。耳周诸穴为常用之穴，其分属于手太阳小肠经、手少阳三焦经、足少阳胆经，其中，手足少阳经脉均"从耳后入耳，出走耳前"，手太阳经脉"却入耳中"，与耳关系密切。针刺耳周诸穴正是遵循"经脉所过，主治所及"的经络辨证理论，西医学亦证实耳周穴位的作用。因少阳属甲木，秉受春日生发之气，其经络循行在人体的侧面，且少阳经为一身之枢机，正所谓"户枢不蠹"。足太阴经为人之一身后天精气所在，水谷精微入太阴经。太阴运化得宜，则输布后天摄入之水谷精微于全身各脏腑器官，中土安，则万物得以濡养生长。足厥阴肝经与少阳胆经相表里，为一身气机之枢，气机条畅则耳窍聪敏而不为病。颅息透角孙、完骨、耳门、听宫、听会为治疗耳疾的要穴，遵循近部取穴的原则。远端则循经取穴：中渚为手少阳三焦经穴，具有疏少阳气机，解三焦邪热，活络止痛，开窍益聪之功。外关为手少阳三焦经之络穴，又为八脉交会穴，通阳维脉，具有清利通窍，解表疏风作用。三阴交为十总穴之一，足太阴脾经之腧穴，又为足三阴之经交会之处，足太阴脾经，属脾络心，故其可治疗肝、脾、肾、心的病变，故有益气健脾，滋养肝肾，宁心安神之功。血海穴，足太阴脾经之腧穴，《金针梅花诗钞》血海条曰："缘何血海动波澜，统血无权血妄行。"针刺血海可以补血调血，能引血归经。公孙穴，足太阴脾经之络穴，又为八脉交会穴，通冲脉，具有益气健脾，宁心安神，调理冲脉的作用。肝为将军之官，太冲穴为肝经之原穴，为肝经气血留止的部位，耳鸣耳聋病久多伴气机郁闭，调肝疏肝尤为重要。行间穴为足厥阴肝经之荥穴，是肝经经气流行的部位，具有疏肝理气之用。

晕听区位于大脑皮质的颞上回中部，为皮质听觉分析器，此区有支配和改善内耳迷路的淋巴循环之功能。通过针刺晕听区可疏通经络，调节阴阳，通行血气，促进耳部血液循环，使内耳毛细血管通透性增强，改善局部缺血缺氧状态，促进血液循环，起到祛瘀生新的作用，加速听神经细胞的再生，使听力恢复正常。

温针灸是在常规针刺的基础上，再辅以艾灸温针，该法具有针刺与艾灸的双重效应,能有效地温通经络,活血化瘀,尚可防病保健,无病施灸,可激发人体正气,增强抗病能力,使人精力充沛,长寿不衰。足三里穴居足阳明胃经循行线上,为合穴,亦是强壮要穴。中医理论认为,脾胃为气血生化之源,后天之本,阳明经又为多气多血之经,故针刺胃经合穴足三里可调理脾胃,补益中气,疗五脏之疲惫,使气、精、血充盛,髓海得以荣养,固肾益精,益气养血,温运脾阳,健胃厚肠,固本止鸣,是治疗疾病的关键。现代研究已反复证明了足三里穴对免疫功能的促进和调节作用,针刺正常人的足三里穴可使白细胞总数上升,促进吞噬细胞的吞噬作用,提高人体免疫力。本方案,针对耳鸣耳聋在治疗取穴时选用临床常用的穴位,加以辅助,再施以温灸,以艾灸之温热通达全身经脉,有效缓解耳鸣耳聋,标本兼治。温针灸尤其适用于脾胃虚弱较甚者。

在以耳周围穴和手足少阳经及足太阴、足厥阴经穴为主穴的针刺方案,再配合辨证选取相应的穴位,如外感风热加合谷、外关;肝胆火盛加太冲、丘墟,采用泻法或平补平泻法;气血亏虚者主选足三里、气海;心气不足者加内关、神门;气滞血瘀者加膈俞、血海;肾精亏虚者加肾俞、太溪。可适宜于外感风热、肝胆火盛、气血亏虚、心气不足、气滞血瘀、肾精亏虚等各种证型的耳鸣耳聋。

2. 腹针疗法

取穴　引气归元(中脘、下脘、气海、关元)、腹四关(双侧滑肉门、外陵)、气穴、气旁、上风湿点、天枢、大横、期门、章门。

操作方法　患者仰卧,暴露腹部,根据患者的胖瘦选择30mm或50mm毫针,根据病程的长短决定针刺深度,垂直于皮肤进针,过皮后缓慢刺入至相应深度(中脘、下脘、气海、关元深刺至地部,滑肉门、外陵中刺至人部),进针时避开腹部的毛孔、血管,施术轻、缓,一般采用只捻转不提插或轻捻转、慢提插的手法。针刺时不强调"得气",不要求患者有酸、麻、胀感,留针30分针。同时,配合

113

TDP照射腹部。

出处 笔者经验方案。

编者按 笔者认为耳鸣耳聋病因病机主要责之于虚实两端，实者责之风、火、痰、瘀，虚者责之脾虚、肾虚。其发生总与清窍闭阻有关，其本在脾肾，其标在风、痰、瘀，治疗关键在于查脏腑之盛衰，究邪气之所在，启闭开窍，治以标本同治，首重肝脾。而腹针疗法是以神阙（即肚脐）布气假说为核心形成的一个微针系统，通过刺激腹部穴位以达到调节脏腑失衡，并向全身输布气血，体现了"治病求本"的理念。因此腹针治疗耳鸣耳聋，具有很强的针对性，既能补肝脾肾之不足，鼓动脏腑之气向病变部位布散，又能泻肝胆之火邪，疏通病变部位的经络，达到标本兼治的目的。上方中，引气归元由中脘、下脘、气海、关元4穴组成。其中中脘为主穴，中脘位于任脉，为胃之募穴，也为八会穴之腑会穴，胃与脾相表里，有水谷之海之称；下脘亦为任脉穴，是任脉与足太阴脾经相交会的穴位，深刺均能调理脏腑，故二穴合用有健脾化湿、调理补益气血之作用；关元为臣穴，同属任脉穴，别名丹田，与气海同为任脉经穴，深刺调脏腑，故有培肾固本、补气回阳的作用。四穴同用，具有补益脾肾之功能。腹四关由双侧滑肉门和外陵组成，为胃经之经穴，位于腹部全息系统——神龟图的肩部和骶部，具有通调气血，疏通经气并使气血上输下达肢体末端的作用，是引脏腑之气向全身布散的要穴。另取天枢、大横调理脾气，以资后天之本，充先天之精；气穴、气旁穴以加强补气益肾之功；章门、期门以平冲降逆；上风湿点可驱头面、上焦风邪。共奏补肝肾、调脾胃、降冲逆、通清窍的功效。笔者长期在临床中实践发现，腹针同时配合TDP照射腹部效果更佳。神阙是原气聚集之处，具有向四周及全身输布气血的功能，加TDP照射是为鼓动气血直达病所。

腹针治疗耳鸣耳聋不仅可以改善临床症状，还可根据病人的体质进行整体调理,加强其脏腑功能,祛除体内的痰湿、瘀血,采取个体化治疗方案,保持患者身体健康。腹针治病,取穴在腹部,采用仰卧位即可,体位舒适。腹部脂肪丰厚,针具纤细,行针手法轻柔,患者所获针感轻微或毫无针感。故腹针治病具有体位舒适、无痛进针、安全性好、患者不易紧张、接受度好等特点,通过笔者临床实践发现腹针治病见效快,疗效稳定,适应证广,取穴标准,重复性强,时间和金钱花费少。所以在治疗耳鸣耳聋上,腹针是一种安全性好、高效、快捷、安全、无痛的新疗法,值得在临床上大力推广运用。

3. 切脉针灸

主穴 泥丸八阵、上星、头维、听宫、听会、耳门、翳风、风池、下关、天柱、天容、人迎、天窗、天牖、扶突、肩井。

配穴 阳病配伍合谷、外关、阳陵泉、足三里、昆仑;阴病配伍太渊、神门、内关或阴陵泉三针(阴陵泉、阴陵泉穴下2寸、前两穴中点靠膝盖方向1寸左右)、三阴交、复溜、太溪、照海;若胃肠不适取胃五针(上脘、中脘、下脘、双梁门)、大腹四针(中脘、双天枢、气海);若人迎脉亢大者,取排针奇穴(手阳明经上,从曲池往上间隔1~2寸取1穴,共5针);若鼻部不适取鼻四针(双攒竹、双迎香)、印堂。

操作方法 脉实有力时相应阳经用泻法,采用银针治疗;反之脉弱无力时相应阴经用补法,采用金针治疗。每周切脉针灸2次,每次留针30分钟。

出处 笔者经验方案。

编者按 此法适用于难治性突发性耳聋患者及经正规治疗效果不佳者。切脉针灸是由俞云教授所提出,最早被用于治疗各种晚期癌症,就是通过针灸,调整人体阴阳,改善经络与脏腑的病变,使气血通畅,扶正驱邪,从而化瘀除块,控制和缩小肿瘤。切脉针灸先通过全身切脉为患者进行辨证,以寸口脉为主,参考人迎脉、太溪脉以及冲阳脉。主要是对比寸口脉与人迎脉的大小,人迎脉偏大者为阳盛,人迎脉偏小者为阴盛。因此切脉针灸治疗有其独特优势,首先,切脉针灸以金针补,银针泻,不追求传统酸胀麻痛等针感,因此对怕痛患者亦适用。第二,切脉针灸下针前先切脉,中医治病讲究四诊合参,其中切脉对疾病的定性定位有重要作用,是把望、闻、问三诊所得到的信息综合起来,辨疾病表里、虚实、寒热、脏腑的重要手段,把切脉和针灸结合起来,使辨证更准确。耳鸣耳聋有虚实之分,实者责之风、火、痰、瘀等实邪蒙蔽清窍,虚者多因脾、肾等脏腑虚损、清窍失养所致。其发生总与清窍闭阻、阴阳平衡失调有关,其病位涉及肺肝脾肾等脏,多为虚实夹杂、本虚标实。因此,切脉针灸对耳鸣耳聋的治疗具有明显疗效。首先根据病变部位所属经络,耳为宗脉之所聚,十二经脉均与耳有直接联系。其中,经脉循行于耳者有手足少阳、太阳、阳明、手厥阴等7条经脉。故局部选取手太阳与手足少阳相交之听宫、手足少阳相交之听会、手少阳之耳门、手足少阳相交之翳风。其次,百会穴为阳脉之海的督脉与足太阳膀胱经的交会穴,配合相应的内八荒、中八荒、外八荒,相辅相成,可调节人体全身阳气。厥阴肝经上行与督脉、足少阳与足阳明会于头顶部,故督脉取穴位上星、足阳明取穴头维。再次,因为病变部位为头面部,是诸阳之会,重用头面部阳经交汇穴,包括风池、下关、天柱、天容、人迎、天窗、天牖、扶突、肩井。

耳鸣耳聋患者多为虚实夹杂,治疗上攻补兼施,补法用金针,泻法用银针,然后通过切脉对人迎脉、太溪脉与寸口脉进行对比,阳病则取手、足阳明经之合谷、足三里,手、足少阳经之外关、阳陵泉,足太阳经之昆仑。阴病则取阴经中属阴水的少阴肾经,故取复溜、照海、太溪;三阴交为足太阴脾经、足少阴肾经、足厥阴肝经三阴经的交会穴,故取用;阴陵泉为足太阴经上五输穴之合穴,经气最为强盛之处,且属水,不断地对外输出地部水液,取其水阴寒润下的特性;太渊、神门为手太阴肺经、手少阴心经之原穴,是脏腑原气留止的部位,故取用;内关为手厥阴心包经之络穴,通阴维脉,维系全身阴经,故取之。

除根据脏腑经络虚实取穴外,还根据伴随症状加减:胃肠不适取痞五针(上脘、中脘、下脘、双梁门)、大腹四针(中脘、双天枢、气海);若颈部淋巴结肿大者取排针奇穴(手阳明经上,从曲池往上间隔1~2寸取1穴,共5针);若鼻部不适取鼻四针(双攒竹、双迎香)、印堂。笔者发现,切脉针灸对于难治性耳鸣耳聋患者的治疗具有明显疗效,作为一种整体的治疗,不仅可以改善耳鸣耳聋的症状,对患者的精神心理也能起到调整作用。通过针刺改善患者气郁状态,从而缓解患者恐怖、焦虑、紧张等不良情绪。

4. 揿针

全身取穴　以申脉、照海、安眠为主穴,足三里、丰隆、外关、期门等为配穴。

耳穴埋针　以内耳、神门、皮质下为主穴,肝、肾、心、脾、胃等为配穴。

操作方法　参见鼻衄章节。

注意事项　患者每天按压3~5次,每次1~2分钟,每日睡前30分钟必须按压一次,以局部或耳部感觉热胀酸痛为宜。

出处　笔者经验方案。

编者按　该方案适用于不同证型的耳鸣耳聋伴失眠患者。失眠是一种临床常见病症,而耳鸣耳聋患者伴失眠更为常见、更为顽固。目前,治疗失眠的药物以镇静催眠药和抗焦虑药为主,但患者会有不同程度的依赖性、戒断症状和宿醉现象。大部分病人因担心药物的不良反应而不采取任何治疗措施,因此长期的失眠严重影响人们的生活、工作和身心健康,甚至诱发耳鸣、耳聋,而对于已患耳鸣耳聋的患者会加重耳鸣症状,从而导致恶性循环。蔡晶晶等统计认为失眠症是耳穴疗法的优势病种之一,耳穴贴压治疗失眠症近期疗效显著,远期疗效平稳。笔者在此基础上,根据新型揿针具有针小而短,安全方便,疼痛轻,能减少患者恐惧与晕针风险的特点,加之属埋针,可起到持续刺激,巩固疗效或防止复发的功用,创新性提出局部、全身辨证埋用新型揿针相结合治疗失眠症,取得了良好的临床疗效。笔者认为,失眠的病因虽多,历代医家对其认识虽有不同,然无论心肾不交、胃不和则卧不安,都总因阴阳失调,脏腑失和所致。人之寐寤,"阳气盛则瞋目,阴气盛则瞑目"。《灵枢·大惑论》:"卫气不得入于阴,常留于阳,留于阳则阳气满,阳气满则阳跷脉盛,不得入于阴,则阴气虚故目不瞑矣。"盖由卫气运行失常,阴阳跷脉的偏盛偏衰所致。申脉、照海为八脉交会穴,通阴阳跷脉,司目之开阖。《灵枢·根结》篇:"跷脉者,少阴之别,起于然骨之后。上内踝之上,直上循阴股,入阴,上循胸里,入缺盆,上出人迎前,入颅,属目内眦,合于太阳,阳跷而上行,气并相还,则为濡,目气不荣,则目不合。"因此,调节阴阳跷脉阴阳之盛衰,使营卫运行正常,脏腑功能恢复正常,则睡眠归于正常。在本方案中,补阳跷之申脉以泻阳,补阴跷之照海以滋阴,补虚泻实,从阴引阳,从阳引阴,调整恢复阴阳跷脉之平衡,从而达到阴平阳秘,神有所安。安眠穴为治疗失眠症的有效经验穴位。其位于脑部,有镇静安神之功,从西医学角度来看,刺激头部穴位可解除脑血管痉挛,改善均布微循环,同时可刺激大脑皮质,抑制大脑异常放电,使人体达到真正放松状态而睡眠。而耳穴取内耳为相应病变部位取穴;取神门、皮质下镇静安神,调节大脑皮质功能。上述三穴合用,共奏镇静安神之效。其次,因失眠病位虽主要在心,但又涉及肝、肾、脾、胃等脏腑,所以根据患者表现症状辨证配以心、肝、肾、脾、胃等耳穴,以调理各脏腑。取肝肾,因肝、肾同源,肾开窍于耳,取其滋补肝肾、疏肝泻火之意;心主神明,故取心穴安眠;"胃不和则卧不安",故取脾、胃。笔者在治疗过程中,密切注意患者的精神情绪,并与之交流,劝其解除烦恼、消除思想顾虑、避免情绪激动,每天参加适当的体力活动并养成早睡早起的生活习惯,保证睡眠时间在6小时左右,睡眠深沉,醒后精力充沛。耳鸣耳聋患者口服中药同时配合揿针、心理疏导等治疗既能减轻耳鸣,又能改善睡眠等症状,临床疗效显著。

5. "开督启聪" 法

取穴 双侧肺俞、心俞、肝俞、脾俞、肾俞及相应的夹脊穴。

操作方法 常规消毒后,选用0.25mm×40mm针灸针,肺俞、心俞、肝俞、脾俞及相应的夹脊穴均应向脊柱方向斜刺0.5~0.8寸,肾俞可直刺0.8~1.0寸,而不可向外斜刺,以免刺及肾脏。运用提插和捻转手法,得气后行平补平泻法,留针30分钟。

注意事项 由于五脏俞之深部大多是人体的一些重要脏器,所以在针刺时,应避免针刺过深,不宜反复提插,尤其是对一些瘦弱患者更应注意深度,避免意外。此外,对于咳嗽、躁动不安患者,以及年幼儿童不宜留针,以免因活动而改变针刺深度,伤及内脏。

出处 笔者经验方案。

编者按 耳鸣耳聋有虚实之分,实者责之风、火、痰、瘀等实邪蒙蔽清窍,虚者多因脾、肾等脏腑虚损、清窍失养所致。其发生总与清窍闭阻、阴阳平衡失调有关,其病位涉及肺肝脾肾等脏,多为虚实夹杂、本虚标实。因此,调节脏腑功能、平衡阴阳是治疗的关键。背俞穴是五脏六腑之气输注于背腰部的腧穴,分布在膀胱经的第一侧线上。膀胱经又与各个脏腑器官有着密切的联系。足太阳膀胱经在络穴飞扬与足少阴肾经互相联系,互为表里;通过睛明与手太阳小肠经、足阳明胃经,及阴阳跷脉交会;从头巅顶部与督脉,手足少阳经及足厥阴肝经交会。与其直接于心经、肾经、肝经、胆经、小肠经、督脉、阴阳跷脉等相联系。全身经脉之气通过经别的离合出入均可注入足太阳膀胱经,使其与五脏六腑皆相通。膀胱经上的背俞穴作为脏腑之气疏通出入之处,内应于脏腑、反注于背部,具有反映脏腑功能状态、调节脏腑气血、治疗脏腑疾病的作用。《难经》云:"阴病行阳,阳病行阴,故令募皆在阴,俞在阳。"杨玄操认为:"腹为阴……背为阳,五脏俞皆在背,故云俞在阳,内脏有病则出行于阳,阳俞在背也。"故五脏之病当取五脏背俞穴来进行治疗。西医学研究表明,膀胱经背部背俞穴的分布规律与脊神经节段性分布特点大致吻合,内脏疾病的体表反应区常是相应五脏俞穴位所在,对体表的各种良性刺激作用于躯体感觉神经末梢及交感神经末梢,通过神经的轴突反射、节段反射途径作用于脊髓相应节段的自主神经中枢,调整了内脏功能,良性信息作用于大脑皮质,激发高级神经中枢的整合、调整功能,产生一系列神经-体液的调节机制,调动起自身潜在的协调能力,协同达到预防病理过程、恢复生理平衡的目的。总之,根据五脏背俞穴主治五脏所主疾病理论,针刺五脏俞(心俞、肝俞、脾俞、肺俞、肾俞),能够激发五脏之气,将肺、心、肝、脾、肾五脏的背俞穴(即五脏俞)整体调节五脏气机,而且针刺具有良性双向调节作用。夹脊穴所在位置恰是督脉与足太阳膀胱经经气外延重叠覆盖之处,夹脊穴于此沟通二脉,具有调控二脉的枢纽作用,针灸夹脊穴能起到调节两经的整合作用。西医学解剖也证实,夹脊穴从分布形成上看与神经节段关系极为密切,针刺夹脊穴不但可影响神经后支,还可涉及其前支,前支与交感相联系,能影响交感神经,从而与脏腑活动相关,具有调节脏腑气血的作用。所以,五脏俞及夹脊穴合用能够养心益肾,安神定志,疏肝健脾,交通心肾,使阴阳调和,气机通畅,从而达到开督启聪的目的,故笔者取名为"开督启聪"法。笔者经临床实践发现,此法治疗耳鸣耳聋患者确有疗效,能够提高听力,减轻耳鸣,甚至改善患者睡眠状况。

120

6. 三焦针法

主穴　"三焦针法"穴位（膻中、中脘、气海、血海、足三里、外关穴）、少阳经穴位（风池、完骨、天柱穴）。

配穴　虚证配以听宫、腕骨；实证配以耳门、听会、中渚、足临泣。

操作方法　患者取仰卧位，膻中针尖向上平刺0.5寸，中脘及气海均直刺1~1.5寸，外关直刺0.5寸，足三里直刺0.5~1.0寸，各穴达酸胀感后施小幅度高频率捻转补法；血海针尖向股内侧斜刺0.5~1.0寸，肌肉瞤动后施大幅度低频率捻转泻法。患者取坐位，颈后部取双侧风池、完骨、天柱，进针1寸，双手配合同时行针，高频率捻转，每穴操作1~2分钟，取出天柱穴针，风池、完骨留针；患者取仰卧位，腕骨直刺0.8寸，施捻转补法1分钟；听宫张口取穴，直刺0.5~0.8寸后闭口，施小幅度高频率捻转手法1分钟，使针感慢慢向耳中放散，诸穴留针30分钟。耳门与听会张口取穴，直刺0.5~0.8寸后闭口，施捻转泻法1分钟，使针感慢慢向耳中放散；足临泣、中渚直刺0.5寸，施捻转泻法1分钟，诸穴留针30分钟。

出处　《韩景献教授治疗耳鸣耳聋经验介绍》中韩景献经验。

编者按　韩景献教授认为，本病病因病机虽繁杂，但不论虚实，三焦气化失司贯穿耳鸣、耳聋病程始终。耳窍聪灵依赖气血、津液、精的濡养。"三焦气化失司-衰老"相关论中指出，三焦是气、血、津液、精生化之所，亦是气血津液精升降出入的通道。三焦作为气化之总司，总领五脏六腑的功能活动。机体脏腑功能低下导致三焦整体气化失常，气血生化不足，肾精亏损，则精气不能上达耳窍；气血津液升降出入的通道不畅，久则内生风、火、湿、热诸邪及痰、瘀、浊毒等病理产物，壅阻耳道，耳窍蔽塞。虚实两端皆致耳失润养，耳窍失聪，发为耳鸣耳聋。中老年人脏腑气化功能衰退，故易患耳鸣耳聋疾病。因此疾病全程应调补三焦。

　　三焦针法基于三焦气化失司所创立。穴位组方中以膻中、中脘、气海分别调理上、中、下三焦,配以外关、足三里、血海共奏通调三焦、益气调血、扶本培元之功。

　　少阳经穴位风池、完骨、天柱,可疏调少阳、太阳经气,改善大脑后循环,增加内耳血液供应。

　　辨证属肝肾不足、脾气亏虚兼有水湿,属三焦气化不利,以中下焦虚证为主。基于三焦针法上,针对虚证,韩教授从小肠经循经入耳结合其生理功能特点,提出虚证应重补小肠经。小肠为受盛之官,化水谷之精微,故主液。张景岳:"小肠主泌别清浊,病则水谷不分而流衍亢制,是主液所生病也。耳聋……皆小肠经脉之所及也。"小肠经所生病是由于液津丢失所引起,性质为虚。故以补法取腕骨、听宫。腕骨为小肠经之原穴,是脏腑原气经行留止之处,原气又借三焦之首输布至五脏六腑,头面四肢,小肠经上面入耳,为耳之宗脉之一,取其可利上焦气机,通利清窍。听宫为手足少阳、手太阳经的交会穴,是治疗听觉障碍的要穴。

　　辨证属肝气郁滞,肝火犯肺,为三焦气化失常,以上下两焦实证为主。仍以"三焦针法"为基础调理三焦气化功能。针对耳鸣、耳聋之实证,韩教授提出"重泻少阳经"的治法。手少阳三焦经、足少阳胆经均"从耳后入耳中,出走耳前"。《灵枢·经脉》谓三焦手少阳之脉,"是动则病耳聋浑浑焞焞,益肿喉痹"。三焦经是动病的症候耳聋耳鸣,咽峡肿、喉咙痛说明正气尚存,邪气壅盛,属实证。三焦气机郁闭,升降失司,湿热循经,蒙蔽清窍,发为耳鸣。肝者将军之官,主升发疏泄,肝与胆脏腑相依,若肝失条达,郁而化火,厥逆之肝气必携胆中湿热上升,扰乱清窍,暴发耳鸣,如潮如雷,轰轰隆隆。故耳鸣之实证须重泻少阳经。故取耳门、中渚调三焦气机,清泄三焦实邪;听会、足临泣除肝胆湿热。四穴皆治耳聋、耳鸣。

　　韩景献教授认为,耳鸣、耳聋的发生发展绝非是一脏一腑的病变,且痰、瘀、风、火多兼夹为患。无论上焦心肺、中焦脾胃、下焦肝肾中的任何一脏一腑气化功能出现异常,都影响三焦整体气化功能。从三焦气化论治,更好地从整体上把握疾病的诊治。辨别虚实而分经脉论治,实证重泻少阳经,虚证重补小肠经,不仅气至病所,而且补泻得当。

7. 胆经侧头四透为主

取穴　胆经侧头四透穴(颔厌透悬颅、悬厘,曲鬓透率谷,率谷透天冲,天冲透浮白、头窍阴)、瘈脉透颅息、耳门、听会、透四关穴(太冲透涌泉,合谷透后溪)、中渚、足三里。

操作方法　局部皮肤消毒,选取1.5寸长的28号针(0.35mm),右手持针,快速刺入头皮,准确掌握透穴方向,深度要求在帽状腱膜下,手底的感觉为既有阻力,又能扎得进去。得气后快速捻转泻法,120~240转/分钟。留针30分钟。

出处　《李志道教授胆经侧头四透为主的临床应用》中李志道经验。

编者按　李志道教授认为治疗耳鸣耳聋重点在于疏通少阳之气以开耳窍。《内经》言:"聋而不痛者,取足少阳。"《灵枢·邪气脏腑病形篇》中载:"十二经脉,三百六十五络,其血气皆上于面,而走空窍,其别气走于耳而为听。"其中直接循行入耳中的经脉就有足少阳胆经和手少阳三焦经。胆经侧头四透穴、瘈脉透颅息、耳门、听会穴皆为手、足少阳经穴,且位于耳周,可直接疏通耳部经气;中渚穴为手少阳三焦的循经取穴;透四关穴能理气通官利窍;足三里补益正气,正气充足,耳窍得养。

李志道教授提出胆经侧头四透"疏肝解郁、清头明目、疏通经络"的作用,故以胆经侧头四透为主,结合其他相关选穴治疗耳鸣耳聋。此四穴都位于头部,能治疗头部疾患,"头者,精明之府"。《灵枢·口问》说:"上气不足,脑为之不满,耳为之苦鸣,头为之苦倾,目为之眩。"同时足少阳经与足太阳、足阳明、督脉交会,故胆经侧头四穴还能起到调节全身阳气作用,临床上还可尝试治疗其他疾病。之所以用透穴法有一定的原因,从现代解剖学看,本组穴位大都位于头部颞侧,该区域血管、神经丰富,如此众多来源的神经血管分布和广泛的交通是透穴治疗作用的解剖基础。且此四穴也可归于头皮针,而头皮针要求刺激区是一条线而不是一个点,故用透刺法可以加大选穴范围,从而增强治疗效果。

(二)按摩导引

1. 足浴法

足浴方 熏衣草、迷迭香、合欢花、桂花等按比例研细成末,每袋5g。

操作方法 将药粉及热水倒入足浴盆中,没过脚踝,睡前进行,1次/天,30分钟/次,自觉后背感觉有点潮或额头出汗即可,注意药物温度,一般控制在38~45℃为宜,避免烫伤皮肤。饭前、饭后30分钟不宜进行足浴,足浴时足部血管扩张、血容量增加,造成胃肠及内脏血液减少,影响胃肠的消化功能。足浴过程中应注意观察神志、面色、汗出等情况,发现异常应立即停止并予以相应处理。足浴后立即擦干双脚,注意足部保暖,以免受凉感冒。

注意事项 在泡脚时阴虚者注意按摩涌泉、太冲、太溪等穴位,阳虚者要求患者药水须漫过足三里,或者用沾了热药水的毛巾按压、捂住足三里穴。

出处 笔者经验方案。

编者按 本方案适用于各种类型耳鸣耳聋伴不寐患者。耳鸣耳聋患者常伴有睡眠障碍,且二者相互影响。不寐,中医学认为是邪扰心神或心神失养而导致阳不交阴或神不守舍而发生不寐。多由情志不遂、肝火扰动;胃中不和、夜卧不安;思虑劳倦太过、伤及心脾;肾阴亏虚,心阳独亢;心虚胆怯,心神不宁。《灵枢·寒热》:

"阳蹻阴蹻,阴阳相交,阳入阴,阴出阳,交于目内眦,阳气盛则瞋目,阴气盛则瞑目。"故不寐之根本在于阴阳,阴阳不外乎心肾,阴阳不和,心肾不交。而足浴疗法是传统中医外治法,能使药物的有效成分借着药力和热力,直接透皮入穴,作用于穴位、经络、脏腑等,起到整体效应,发挥药物的归经作用,从而振奋阳气,沟通表里,促使腠理疏通,脉络通和、气血运行。根据中医经络学原理,人的五脏六腑在足上都有相应穴位,足三阴经起于足,足三阳经出于足,双足穴位联结人体内外经络脏腑,因此,足浴疗法通过辨证施治,调节脏腑功能,使机体内外环境趋向平衡、阴阳调和,则神安而眠。涌泉穴为足少阴肾经之井穴,我国现存最早的医学著作《黄帝内经》中说:"肾出于涌泉,涌泉者,足心也。"肾经之气犹如源泉之水,来源于足下,涌出灌溉周身四肢各处。太溪为足少阴肾经之原穴,太冲为足厥阴肝经之原穴,肝肾同源,故足底穴位按压涌泉、太溪、太冲穴,可引心火下行,以温肾水,肾水上济于心,心肾相交,神有可依,故寐。足浴药方中多为芳香花草类药物,皆有镇静催眠、解郁安神之功用。同时配合足浴按摩,内病外治,使全身经络疏通、血脉流畅,能够调节人体各部分的功能,有助于睡眠及减轻耳鸣。温水泡脚治病、养身两全其美。

2. 导引法

（1）"鸣天鼓"：其方法是调整好呼吸,先用两手掌按摩耳廓,再用两手掌心紧贴两外耳道,两手食、中、无名、小指对称地横按在枕部,两中指相接触,再将两食指翘起放在中指上,然后把食指从中指上用力滑下,重重地叩击脑后枕部,此时可闻洪亮清晰之声,响如击鼓。先左手24次,再右手24次,最后双手同时叩击48次。

（2）鼓膜按摩术：其法是用中指尖插入外耳道口,轻轻按压,一按一放,或中指尖在外耳道轻轻摇动十余次,待外耳道的空气排出后即突然拔出,如此重复多次。也可用两手中指分别按压耳屏,使其掩盖住外耳道口,一按一放,有节奏地重复数十次。

（3）耳部按摩法: 取听宫、听会、耳门、角孙、颅息、瘈脉及翳风穴。操作时患者取坐位,先在耳前及耳后处用推拿或一指推揉手法,上下往返数次,再配合拿肩井、揉三阴交。每天一次,每次做15分钟左右。手法宜轻快柔和,不可粗暴用力。

上述方法,每日坚持练习,次数不限。

出处　笔者经验方案。

编者按　导引,也称道引,是中国传统养生保健和医疗体育方法之一,包括躯体运动、呼吸运动和自我按摩。《医心方》引《太素经杨上善》云:"导引谓熊经鸟伸五禽戏等,近愈痿躄万病,远取长生久视也。"指出了导引的目的——近愈痿躄万病,远取长视久生,即祛除肢体骨节中的邪气,保存人体的正气,其根本目的是延年益寿,长生不老。上述三种方法均为防止耳鸣耳聋的重要方法。《内经》曰:"正气存内,邪不可干。"按摩耳轮、耳屏能够使局部经脉通畅,正气充足,所以邪气不能独伤人。但要注意以下几点: ①导引宜适度、适量,忌过度疲劳; ②导引时宜天阳和温、日月清静,须避严寒酷暑; ③导引宜在一天当中卯、午、酉时进行; ④导引前要先洁净身心和周围环境; ⑤导引宜持之以恒。

（三）穴位贴敷

方药　白芥子5g、细辛3g、桔梗1g、干姜2g,共为末,蜂蜜水调敷。

取穴　涌泉、膈俞、心俞、肝俞、脾俞、肾俞、中脘、关元、内关、三阴交。

时间　在伏九期间,一九(伏)、二九(伏)、三九(伏)分别贴一次,每个穴位敷贴后停留4~8小时,如果起泡则立即取下,并予相应处理。

出处　笔者经验方案。

编者按　穴位贴敷用对皮肤有较强刺激作用的药物敷贴于穴位或患处,引起局部皮肤自然充血、潮红或起泡,如同艾火灸燎,达到刺激穴位、激发经络、调整气血的一种治疗方法。其作用机制：一是穴位刺激可增强经气反应，且辛温走散之药物本身也可增强经气运行，"须知外治者，气血流通即是补，不药补亦可"（《理瀹骈文》），强刺激药物达到一种微面积化学性、烧伤性刺激，并对皮肤的神经感觉器产生影响，再通过复杂的神经反射机制达到治疗疾病的目的。二是强刺激药物可增加皮肤渗透性，促进相伍治疗药物的渗入，使其通过经络直达病灶，药物透皮吸收后，基于角质层很大的贮存作用和较低的运输能力，低血药浓度峰值之后是一个长时期的非常低的血药浓度扩散期，可持续数日之久。耳鸣耳聋，实者责之风、火、痰、瘀等实邪蒙蔽清窍，虚者多因脾、肾等脏腑虚损、清窍失养所致。上方所含白芥子、细辛、干姜等药物，合用辛温走窜及攻决痰水之药，共奏通阳活血化痰之功。排除暴聋外，耳鸣耳聋的患者以慢病久病为主，病机以内伤为重，《难经》云："阴病行阳，阳病行阴，故令募皆在阴，俞在阳。"《类经》谓："十二俞……皆通于脏气。"故取背俞穴为治疗主要用穴，配合辛散之药，可除脏腑之厥气，并合以募穴中脘、关元以温阳祛痰。"肾开窍于耳"，耳鸣耳聋的发生与肾密切相关，故必取肾俞。笔者实践发现：病机侧重为气滞血瘀、阳不归位，取肝俞、胆俞以疏肝行气，取膈俞以活血化瘀，配肾经井穴涌泉引浮火下行；病机侧重为营血亏虚、阳不能藏，取心俞调神而调血，取脾俞生营而养血，并灸心包经络穴及八脉交会穴内关、足三阴经交会穴三阴交温阳通脉。穴位贴敷治疗耳鸣耳聋不仅兼有内服药之功效，对穴位作用的加强也使治疗归经更具针对性。

（四）其他疗法

1. 刮痧疗法

刮痧板选择　选用压舌板，注意刮痧板边缘应光滑，边角钝圆，厚薄适中。

刮痧油　香油。

刮痧部位　耳前（听宫、听会及耳门穴附近）及耳廓后沟（角孙、颅息、瘛脉及翳风穴附近）。

操作方法　患者取坐位，牵拉耳廓，充分暴露耳后皮肤，在耳前及耳后均匀涂抹香油，操作者手持刮痧板，与皮肤呈45°，利用腕力固定刮痧板与皮肤的角度，并将用力沉淀至刮痧板边缘，轻刮耳前及耳廓后沟。以患者耳前及耳后皮肤微红出痧为度，过轻则邪泄不畅，过重则伤正气。刮痧完毕后用纱布将皮肤拭擦干净。

刮痧注意事项　老年患者皮肤较为松弛干燥，因此刮痧时都应当给予香油作为介质润滑，注意刮痧力度，切忌造成皮肤破损。刮痧操作完成后交代患者避风寒侵袭，注意保暖，24小时后方可沐浴冲凉。

出处　笔者经验方案。

编者按　刮痧疗法可以追溯到先秦时代，人们发现通过手或石片等抚摸、拭刮身体可以缓解一些疼痛或疾病，与砭石、针灸、灸熨等传统疗法的起源联系密切。从传统医学来看，人体体表皮肤为"皮部"所在，皮部不仅是机体的屏障，同时也可以反映出内在的病症。皮部也是十二经脉功能活动反应于体表的部位，是"络脉之气散布之所在"。因此刮痧刺激部位实质上就是体表的细小络脉。在《灵枢·经脉》中有这样的记载："诸刺络脉者……出其血"。也就是刺激络脉要求达到"出血"的效果，而刮痧通过刺激络脉而使皮下显现出血性斑痧正好达到这一效果。因此，刮痧疗法作为一种中医传统外治疗法，通过刺激皮部开泄腠理，疏通经络，使气血畅通，而达到脏腑的阴阳平衡。刮痧疗法对皮部的刺激主要是通过"线"或"面"的方式达到的，而在刺激"线"或"面"的区域，当然也包括了"穴位"。当然，刮痧疗法对穴位的刺激不如针刺穴位那样精准，但是由于其刺激范围的增加也保证了"宁失其穴,不失其经"的理念。现代研究认为,刮痧疗法一方面通过刮痧时的机械压力效应对局部皮肤产生热能,从而可以使局部微血管扩张,血循环和淋巴循环加速,有利于局部组织功能的修复和恢复。此外,有研究显示刮痧疗法通过皮下的充血效应达到类似的自身溶血效应,而自身溶血效应对人体的免疫系统可以起到一定程度的激活作用,从而对机体的亚健康状态或是疾病状态达到调节作用。耳鸣耳聋患者除了有听力下降、耳鸣症状外,往往还伴有耳内胀闷的感觉,其发生总与邪气闭阻耳窍有关。笔者在临床中进一步观察发现,轻刮耳前(听宫、听会及耳门穴附近)及耳廓后沟(角孙、颅息、瘈脉及翳风穴附近)可祛除局部邪气,疏通手足少阳、手太阳经的经络,使气血畅通,从而达到脏腑的阴阳平衡。

2. 平衡火罐配合放血疗法

物品准备　纱布、酒精灯、打火机、95%乙醇棉球、止血钳、治疗碗、石蜡油、玻璃火罐(根据患者体型选取火罐型号:一般常用3号罐或4号罐)、被罩,必要时备屏风。

操作方法　在保暖和遮挡患者的前提下,让患者取俯卧位,充分暴露背部。①闪罐:用2个大号罐沿背部两侧分别闪罐3个来回,拔罐时要快、突然、有爆发力、发出大声响,顺序:一个从上到下,一个从下到上,顺时针为补,逆时针为泻,使皮肤微红为度。②走罐:涂少量润滑油于患者背上,用闪火法将火罐吸附在背上,沿督脉及膀胱经走向推罐3个来回,推罐火力适中,顺序:先中间,后两边,以皮肤出现红晕为度。③取穴:根据不同证型辨证选取大椎,肺俞(双),肝俞(双),胆俞(双),肾俞(双)。局部皮肤常规消毒后,以8号注射针头快速点刺以微出血为度。④留罐:以闪火法分别在所刺之穴位上留罐,同时沿患者双侧膀胱经[心俞(双)、膈俞(双)、肝俞(双)、脾俞(双)、肾俞(双)等]进行排罐,火罐数量根据患者自身情况决定,时间5分钟。起罐后用热纱布擦干背部,协助患者穿好衣服。

注意事项 ①注意遮挡患者,保护患者隐私;②注意保暖,勿使患者受凉;③检查罐口是否光滑,以防损伤患者皮肤;④观察患者背部皮肤情况,有溃疡、皮肤受损处避免拔罐;⑤止血钳一定要夹紧棉球,避免掉到病人背部烫伤病人;⑥酒精不要过湿;⑦手法轻柔,力度适中,治疗过程中要不断询问患者的感受,以患者感觉舒服为宜;⑧治疗后不宜立即洗澡,并且出汗后要及时更换汗湿衣服。

治疗禁忌 经期妇女、孕妇或75岁以上者,中、重度心脏病患者,有出血倾向和血液病患者,肿瘤、结核病患者,极度衰弱、醉酒、过度疲劳、过饥过饱过渴、情绪不稳者及皮肤失去弹性和皮肤过敏等患者不宜拔罐。

出处 笔者经验方案。

编者按 平衡火罐疗法是在拔罐法基础上,以"平衡理论"为指导,以阴阳学说为基础,以神经传导学说为途径,以自身平衡为核心,以自我修复、自我调节、自我完善为治疗目的的非药物自然疗法。在传统拔罐疗法的基础上,融合了闪罐、走罐、留罐于一体,配合了热疗、推拿的推法与擦法(闪罐后利用热罐进行推罐与走罐)等多种物理因素温经通络,作用于背部双侧膀胱经及督脉,从而激发人体阳气,驱邪外达。

西医学研究认为:平衡火罐的闪、摇、抖、振、提疗法能反射性引起中枢神经系统向应激状态转变,同时火罐的温热、负压效应,通过神经末梢、毛细血管、皮肤等的综合传递,连续向中枢神经系统反馈,即良性刺激形成网络信息,对交感、副交感神经的兴奋、抑制进行调控,使机体相应地恢复到平衡状态。故平衡火罐疗法可达平衡阴阳、疏通经络、补益气血、调理脏腑的目的,有效调节肌肉协调性、改善机体疲劳、缓解疼痛,从而使气顺血活,五脏安和,疲劳得除,诸症可消。

耳鸣耳聋有虚实之分,实者责之风、火、痰、瘀等实邪蒙蔽清窍,虚者多因脾、肾等脏腑虚损、清窍失养所致。其发生总与清窍闭阻、阴阳平衡失调有关,其病位涉及肺肝脾肾等脏,多为虚实夹杂、本虚标实,进而气血亏虚,筋脉失养,脉络空虚则易受外邪侵袭,引发诸证。太阳膀胱经与督脉主一身之阳。太阳膀胱经、督脉为诸阳之主气。背俞穴为脏气汇集之处。平衡火罐法的特点在于选择背部的背俞穴和督脉,对其穴位进行刺激,故取膀胱经拔罐,能助阳以驱邪外达,补阴以濡养精血,调节机体脏腑气血、阴阳的平衡,并可激发经气,疏通经络使各经脉气血运行通畅,起到调节和改善机体疲劳,促进肝脾调和、心肾交济,从而达到改善耳鸣耳聋及睡眠的目的。

放血疗法是用针具或刀具刺破或划破人体特定的穴位和一定的部位,放出少量血液,以治疗疾病的一种方法,临床证明其有镇定、止痛、泻热、消肿、急救、解毒、化瘀等功效。大椎穴为督脉主穴、督脉对全身阳经脉气有统率督促作用,"气为血之帅","血为气之母",督脉通调则全身阳经通达,可使阴阳平衡、六淫邪气自去;肺俞穴为肺之脏腑气血输注之处,有宣泄肺气之功,改善皮毛血液循环之效;肾俞为治疗耳聋之要穴;肝、胆俞穴可清利疏通胆经气机。根据不同证型辨证选取以上穴位放血,可疏通经络,活血化瘀理气,促邪外出。正如《素问·血气形志篇》记载"凡治病先去其血"。在大椎穴处拔火罐具有温肾通阳之作用;在肺俞处拔火罐具有温肺散寒、清热化痰的作用;在膈俞拔火罐可活血化瘀;在肝俞拔火罐可疏肝理气;在脾俞拔火罐能健脾祛湿;在肾俞处拔火罐具有补肾益精填髓之功效;留罐以上诸穴,共奏清热解表、平肝降逆、健脾祛湿、补肾益精之功效。

经笔者临床观察,在四川地区长期潮湿少阳光的气候环境下,容易感受寒湿之邪,影响人的脾胃运化功能,湿困脾胃,痰湿内生,遂成痰湿体质。而平衡火罐一方面秉承传统火罐疗法逐寒祛湿、行气活血的功效,另一方面通过对特定部位的良性刺激及火罐的温热效应,调理全身脏腑,疏通经络,从而达到调理肝脾肾的目的。配以放血疗法拔出少量血液,可通其经脉、调其气血、疏通经络之壅滞,达到祛邪逐瘀的作用。

平衡火罐治疗后见效快,治疗当天便有明显改善,如神疲乏力、失眠纳差、头昏头胀、耳胀闷、颈项强痛或腰背痛等。最重要的是,该方法操作简便,易于普及;无损伤,患者易接受;疗效显著,无明显副作用,为临床治疗本病提供一种安全有效的治疗方法。

参 考 文 献

1. 蔡晶晶. 耳穴疗法优势病种之优选耳穴分析[J]. 针灸临床杂志,2006,22（12）: 1-3.

2. 刘清国. 大医精诚杨甲三[M]. 北京: 中国中医药出版社,2013,1: 63.

3. 许文斌. 韩景献教授治疗耳鸣耳聋经验介绍[J]. 上海针灸杂志,2013,32（9）: 759-760.

4. 朱仙芬. 李志道教授胆经侧头四透为主的临床应用[J]. 医家针萃,2011,27（3）: 52-53.

脓 耳

脓耳是以鼓膜穿孔、耳内流脓、听力下降为主要特征的耳病,俗称"耳底子",还有"聤耳""耳疳""风耳""缠耳""震耳""底耳"等不同的称谓。相当于西医学的急、慢性化脓性中耳乳突炎。

脓耳是耳窍的常见病、多发病，尤其多见于小儿。脓耳分为急性和慢性，急性脓耳的病因，多由外感风热湿邪，以及小儿患麻疹、烂喉（猩红热）后，正气不足，余毒未清，引动肝胆之火，上犯耳窍所致；或因游泳、洗澡，污水进入耳窍；喂奶方法不当，乳汁入耳中引起。若治疗不及时，邪毒滞留，伤及正气，则造成慢性脓耳，缠绵不愈。

关于脓耳，传统外治法种类繁多，如《杂病源流犀烛》："耳鸣耳脓者……小儿则有胎热胎风之别……胎热若何？或洗沐水误入耳，作痛生脓。初起月内不必治，项内生肿后，毒尽自愈。月外不瘥，治之，宜红棉散敷之。胎风若何？初生风吹入耳，以致生肿出脓，宜鱼牙散吹之。"《幼幼集成》："耳内脓水不干，用千层石榴花焙干为末，以小竹筒吹入耳内。龙骨散治小儿脓耳，流脓出汗，以此吹之。石龙骨、明白矾、真铅丹（炒，以上各三钱），胭脂胚（三钱），当门子（五厘）共为末，以绵展干耳内脓水，用小竹筒吹药入耳。蛇蜕散治耳中痛不可忍，或出血水，或干痛。用蛇蜕烧灰存性，为细末，鹅毛管吹入耳中，取蛇之善蜕，以解散郁火也。"

《普济方》："耳出汗，炉甘石、矾石各二钱，胭脂半钱，麝香少许，为细末，每用半字，吹入耳中；底耳有脓：海浮石一两，没药一钱，麝香一字。为末。缴净吹之。耳出脓，用五倍子末吹之。五般耳出脓血水：人牙（烧存性），麝香少许，为末吹之。名佛牙散。"这些文献记载了吹耳治疗脓耳。再有，《保幼新编》曰："小儿脓耳，浓汁恒流，久而不瘥，成聋难治。生银杏作汁滴入耳孔（干银杏磨醋香油），略入麝香末，为妙。"《幼幼集成》："治小儿无故耳聋，取龟尿滴入耳中，效。或以生麻油日滴三五次，数日即愈。耳内肿痛，流脓出水，用虎耳草，又名倒垂莲，捣取汁，多灌入耳中，常常用之。此治耳聋之妙药，略加枯矾更妙。"《外科十三方考》："此疮生于耳内，初起微痒作肿，或外面肿而作脓，单方以胭脂水滴入耳内，亦有以鳝鱼血滴入而生效者。吾门治法,用棉纸条以糯糊润湿,粘惹线末,晒干后插入耳内,一日两换,至七日后,脓水自干而愈。"《本草纲目》:"耳出汗。用韭汁滴耳中,一天三次。"这些文献也记载了吹耳滴耳法治疗脓耳。

除此之外,还有涂敷、针灸等方法治疗脓耳。相关的文献记载有《备急千金药方》:"治肾热、耳脓血出溜,日夜不止方。鲤鱼脑一枚、鲤鱼肠一具(洗细切)、鲤鱼三斤、乌麻子(熬令香)一升,上四味先捣麻子碎,次下余药捣为一家,纳器中,微火熬暖,布裹敷耳得,两食顷开之,有白虫出,复更作药。若两耳并脓出,用此为一剂,敷两耳。若只一耳,分药为两剂敷,不过三敷,耳便瘥。慎风冷。治耳,耳中痛,脓血出方。取釜月下灰,敷耳中,日三易之,每换,以篦子去之,再着,取瘥止。"《重楼玉钥》:"耳内红浮痛倍常,或脓或血不安康,少年若是沾斯疾,定主他年重患殃,此症耳内肿痛,或耳外亦红肿及头亦痛,或耳内出脓血,若肿痛甚者,至口齿紧闭不能开小便赤短,宜用紫地汤,加龙胆草木通,外敷角药,吹入五行丹,即效。"《幼幼集成》:"《经》曰:北方生寒,在脏为肾,在窍为耳。又曰:肾气通于耳,肾和则耳能闻五音矣,故耳本属肾,耳珠前属少阳胆经。小儿有因肾经气实,其热上冲于耳,遂使津液壅而为脓,或为清汁。亦有因沐浴水入耳中,灌为聋者,内服蔓荆子散,外用龙骨散搽之。耳珠前后生疮,浸淫不愈者,名月蚀疮。俗谓以手指月,则令耳之前后生疮。皆用外治之法,黄柏散搽之。若耳中忽作大痛,如有虫在内奔走,或出血水,或干痛不可忍者,用蛇蜕散。有忽然气塞耳聋,此由风入于脑,停滞于手太阳经。宜疏风清火,导赤散加防风,或通窍丸。耳旁赤肿者,热毒也,若不急治,必成大痈,外用敷毒散,内服消毒饮。"《针灸大成》:"聤耳生疮出脓水,取翳风、耳门、合谷、听会、足三里……问曰:聤耳生疮,出脓水,尝闻小儿有此症。答曰:洗浴水归耳内,故有。大人或因剔耳触动,耳黄有水误入耳内,故如此。复刺后穴:听会、三里。"《内经》:"耳病不可刺者,耳中有脓,若有干耵聍,耳无闻也。"

《针灸甲乙经》:"耳门,主耳中有脓。"《千金翼方·舌病·卷二十六》载:"又聤耳脓出,亦宜灸,日三壮至二百壮,侧卧张口取之。"《医学纲目》:"聤耳,听会主之。"《针灸逢源》:"耳生疮形似赤肉。又耳出恶水。听宫、翳风、耳门、合谷、下关。耳门在耳前起肉当耳缺处陷中(针三分灸三壮)治耳聋、耳脓出、齿龋唇吻强。"《针灸聚英》:"聤耳生疮有脓汁,耳门翳风合谷窟。"《医宗金鉴》:"耳门耳聋聤耳病。"

脓耳的中医外治法治疗优势

脓耳为临床常见病、多发病,本病初期,如能及时就诊,并恰当地运用中药内服配合中医外治法、针灸等治疗,可以很快使病情痊愈,而不至于发展到鼓膜穿孔、流脓的阶段。当病情发展到鼓膜穿孔、流脓的阶段时,中医外治法就可以起到很关键的作用,清洁法配合吹耳、滴耳、涂敷、针灸等治疗,可以控制病情使之向愈。只要中药应用恰当,疗效不比西医抗生素差,而且没有抗生素的耐药性、毒副作用等问题。

临床上不少脓耳病人长期耳内流脓,脓液较清稀,使用抗生素无效,可以应用具有清热解毒、消肿止痛、敛湿去脓的药物直接作用于患处,往往可以达到干耳的效果。这是中医外治法的优势,当然还可以适当运用中医内治法,服用中药汤剂以标本兼治。

脓耳中医外治法注意事项

除在总论中提到的实施中医外治疗法相应的注意事项外,临证时,在用吹耳法及涂敷时应注意保持脓液引流通畅,避免药粉堆积耳中,阻塞鼓膜穿孔,使脓液引流不畅,反而加重病情,应当引起注意。用于吹耳中的药粉在药物选择及制作工艺上必须慎之又慎。值得注意的是脓耳治疗应分急性脓耳和慢性脓耳，一般急性脓耳多为实证，慢性脓耳多为虚证或虚实夹杂。必要时配合中药内服，尤其是虚证脓耳，切忌盲目施治。

脓耳临床常用中医外治法

(一)针灸疗法
1. 肝胆经穴治疗脓耳

主穴　行间、侠溪、阳陵泉、阴陵泉、足三里、翳风、听宫。

操作方法　上述诸穴用毫针刺泻法，留针20~30分钟，每日治疗1次，10次为1疗程。

出处　笔者经验方案。

编者按　本法适用于脓耳之肝胆湿热者。笔者临床观察，急性脓耳以肝胆湿热证为多，故治则以清泻肝胆、健脾利湿、通络开窍为主，取足厥阴肝经、足少阳胆经穴。足少阳胆经"其支者，从耳后入耳中，出走耳前"，与耳的关系密切。肝胆互为表里，行间、侠溪分别为肝胆两经荥穴，清泻肝胆，导热下行；阳陵泉清泻胆腑郁热；足阳明胃经"循颊车，上耳前，过客主人"，故取足阳明之合穴足三里、足太阴之阴陵泉健脾利湿，托里排脓；取手少阳之翳风、手太阳之听宫以通络开窍，调和气血。

临床治疗本病，应注意预防，如擤鼻时两鼻翼用手指交替压紧，分别擤出；应避免水、泪等物进入耳内。本病多日不愈，可转为慢性，变生他病，故临床症状较重、分泌物较多、鼓膜损伤严重、听力下降明显者，应当配合内服药物等治疗，以免延误病情。

2. 毫针配合灸法治疗下元亏损脓耳

毫针：

主穴　命门、志室、太溪、三阴交。

配穴　足三里、听宫、听会、肾俞。

操作方法　患者取俯卧位,针刺时施以捻转弱刺激,留针20~30分钟,每日针1次。

灸法:

穴位　肾俞、志室、大赫、关元、足三里。

操作方法　施以艾条温和灸,每次20~30分钟,每日灸1~2次,或每次取2~3穴。

出处　笔者经验方案。

编者按　本病适用于脓耳日久,辨证为下元亏虚者,病见脓耳缠绵,耳内流脓污浊腥臭,听力明显下降,鼓膜有穿孔,乳突部X片或CT显示有骨质破坏.听力检查示混合性耳聋,舌质淡,脉沉弱等症。取穴以肾经腧穴为本,辅以脾经腧穴,取以后天养先天之意;毫针刺法补泻兼施,灸法取穴以补法为主。

笔者临床使用灸法时,注意到下元亏虚患者不论阴虚阳虚,虚火极易上浮,在人体颜面部施灸,易引起上火等不良反应,故本方案灸法未将翳风、听会等加入,若临床见阴寒邪气实重者,可以选用耳周局部穴位施灸,但时间不宜过长,以局部温暖为度。

（二）按摩导引法

操作方法　推上三关,退六府,补脾经,揉耳珠,泻申脉,泻金门,泻合谷。

出处　李卓英《推拿广要》。

编者按　本法适用于缓解风湿热上犯,耳内发炎的脓耳疼痛,作用为疏通经络、推行气血、扶伤止痛、祛邪扶正、调和阴阳。脓耳大多为正气亏虚,邪滞耳窍,推拿可补正气,以抵抗邪气,从而达到治疗的目的。在常规治疗的基础上,配合推拿按摩以迅速缓解急性疼痛,是临床医生可以留意的方法,故采纳之。

（三）局部用药法

1. 吹耳疗法

（1）冰硼散合双氧水治疗脓耳

药物组成 冰硼散,双氧水。

操作方法 先用双氧水把耳内脓液及分泌物洗净,用棉签擦干,再用一细纸筒取冰硼散少许吹入耳内,每日1次或隔日1次。一般10~20次即可痊愈。

出处 《冰硼散合双氧水治疗脓耳》何华经验。

编者按 脓耳多由于内有火热郁积,外感风热邪毒,热邪循经上侵,结聚耳窍所致。冰硼散虽常用于咽喉肿痛,口舌生疮,但因其具有清热泻火、解毒止痛的作用,药症相符,故可对大多数脓耳患者取得满意效果。

（2）脓耳散治疗慢性脓耳

脓耳散配制方法 寒水石120g,冰片35g,鱼脑石50g,滑石25g,甘草25g,以上五味药共研细末。

用药方法 患者确诊后先用3%双氧水清洗患耳,用棉签擦干后再用喷粉器将药吹入耳内,每日早晚各1次。

出处 《脓耳散治疗慢性化脓性中耳炎67例》李玮经验。

编者按 本法适用于慢性脓耳之属湿热蕴结,日久不愈者。慢性化脓性中耳炎在中医学属脓耳范畴,多因脾虚湿困,上犯耳窍,邪毒停聚而致。方中寒水石辛咸大寒,外用既有走散之性,又能利水润肺或入肾走血而泻火软坚,具有清热泻火燥湿之功为君药;冰片辛苦微寒,归心脾肺经,具有开窍醒神、清热止痛之功;鱼脑石可清热泻火燥湿;两药合为臣药。滑石、甘草共为六一散,滑石质重体滑,味甘淡而性寒,能清热利湿,与甘草同用具有清热而不留湿,利水又不伤正之妙,共为佐使之药。以上五味共研细末过筛,具有很好的清热解毒、敛湿祛脓之功效。

2. 滴耳疗法

（1）白毛藤外用治疗急性脓耳

操作方法 先用棉签蘸盐水，反复洗净脓垢，再用干棉签揩干。取鲜白毛藤叶捣碎挤汁，滴数滴于耳中，头偏向健侧片刻，轻压耳屏。每日2~3次（每次只需洗脓垢1次），症状轻者，每日1~2次即可。1周为一疗程。耳道口周围红肿者，用捣碎之叶敷局部。

出处 引自《实用中医药杂志》苏德珍等所介绍经验方案。

编者按 本法适用于急性脓耳，俗称灌耳心，可分为急性和慢性两种，相当于化脓性中耳炎，为耳科常见病，形成的原因甚多，但热聚成毒，化而为脓是其主要病机。临床以耳内流脓为主要特征。若不根治，可变生他症，轻者影响听力，重者危及生命。白毛藤性味苦微寒，有清热、利湿、祛风、解毒之功。《纲目拾遗》："……汁滴耳中，止脓不干。"根据本组病例观察。无论急慢性脓耳，采用本法治疗其疗效卓著。方法简单易行，无任何副作用。

（2）耳炎灵治疗慢性脓耳

药物 黄连、苦参、黄柏、黄芩、生大黄等。

操作方法 取上药等量，放入芝麻油内，浸泡48小时后，放入铁锅内油炸药物至黑褐色，趁热捞出药渣，待油温降至50℃左右时，兑入冰片，搅匀过滤后密封，静置一周。取上清液装瓶备用。

用药方法 ①滴耳法：头侧向健侧，先用双氧水清净耳内积脓，再滴入药液2~3滴，轻按耳屏数次，使药液进入中耳，每日3~4次。②换药法：清净耳内脓液后，用细纱条蘸药液塞放入耳内，深度以接触耳膜为准，每日换药1次。

出处 《耳炎灵治疗慢性脓耳175例》李莹等经验。

编者按 耳炎灵是全国著名中医耳鼻喉专家蔡福养教授治疗急慢性中外耳感染的外用经验方，笔者以此方治疗慢性脓耳，收效甚佳。慢性脓耳发病多因风热湿邪侵袭，引动肝胆之火，内外邪热，结聚耳窍,蒸灼耳膜,血肉腐败,变生脓汁;或因体虚邪实,正气不胜邪毒,邪毒滞留耳窍所致。该方以燥湿清热,解毒消肿,化腐祛脓为法,治以黄连、苦参清热燥湿;辅以黄芩、生大黄、黄柏,不仅助黄连、苦参清热燥湿、解毒消肿,且能清五脏六腑炎上蒸结于耳窍之湿热火毒,使诸脏邪毒各随其入经药物分解而肿毒痛疮矣;佐以冰片消肿止痛、化腐生肌,诸药相合,而共奏燥湿清热、解毒消肿、化腐祛脓之功。用治脓耳,俾使湿去热清,毒尽脓竭而诸病得愈矣,故对慢脓耳有较好的治疗作用,且此法简便易行,无毒副作用,不失为治疗慢脓耳的优良方法之一。

3. 涂敷疗法

（1）蝎矾散治疗脓耳

治疗方法　将全蝎、枯矾各等分,共研细末贮瓶,用时先将患耳脓液擦净,然后撒入药粉少许。每日1次,连用3~5日即愈。

出处　《蝎矾散治疗脓耳》张鸣钟经验。

编者按　脓耳多为感受风热湿毒所致。本方中全蝎味辛性平,解毒散结;枯矾味酸性寒,燥湿止痒。两药配伍,相得益彰。故脓耳用之,立竿见影。

（2）耳疳散治疗慢性脓耳

药物　五倍子、黄连、枯矾、龙骨、海螵蛸各6g,冰片0.6g。

操作方法　先将五倍子研碎,明矾文火煅后,海螵蛸去皮,与黄连、龙骨、冰片共研成极细末。治疗时,用棉花卷条蘸药塞入耳窍中,每日3~5次,第2次上药时先将耳道内外的脓液用生理盐水或双氧水冲洗,再用干棉签将旧药和水液卷净后方可上药。

出处　《耳疳散治疗慢性脓耳60例》李淑锋经验。

编者按　耳疳散中黄连清热泻火解毒,五倍子、明矾、龙骨、海螵蛸燥湿固涩,收敛止血,冰片散郁火,生肌去腐,止痛,诸药合用,使邪毒得解,脓液得排,共奏抗菌消炎,生肌去腐之功。

（四）其他疗法

1. 穴位注射

操作方法　取耳周围区域的1~2穴，用0.5%盐酸普鲁卡因注射液，配患侧或健侧合谷穴，交替使用，每穴0.5~1ml，每日1次。

出处　石学敏《针灸治疗学》。

编者按　穴位注射法是将药水注入穴位以防治疾病的一种治疗方法。它可将针刺刺激和药物的性能及对穴位的渗透作用相结合，发挥其综合效应，临床还可以选取营养神经的甲钴胺注射，对于改善由脓耳引起的耳痛、听力下降等各种症状有较好的疗效。

2. 穴位激光疗法

操作方法　He-Ne激光局部照射。He-Ne激光器光纤输出端功率密度约为100row/cm^2。将光织输出端安装在圆锥形软塑管内，光纤头略露出塑料管，管上刻有长度单位以观察插入外耳道深度。激光治疗前，先抽出中耳积液，然后酒精消毒外耳道及软塑料管头，耳镜扩开外耳道后，塑料软管插入外耳道2~2.5cm，激光对准鼓膜照射10~15分钟，每日1次，10次为1疗程。

出处　石学敏《针灸治疗学》。

编者按　穴位激光照射和普通针刺一样能提高痛阈而达到止痛作用，激光照射一定穴位时，确能产生通调经络，益气活血，调整脏腑功能，恢复阴阳平衡，从而达到防治疾病，促进健康的目的。

3. 皮刺疗法

穴位　"聤耳穴"（位于耳屏尖与听宫连线间靠耳屏尖外1/3处）。

出处　《皮刺法治疗化脓性中耳炎52例临床观察》王彦奎等介绍的经验。

编者按　皮刺疗法为丛针浅刺法，古称"半刺""浮刺""毛刺"，运用皮肤针叩刺皮部，可以激发、疏通经气，祛邪通络。故采用皮刺法治疗耳内皮肤的疾患。《内经》曰："半刺者,浅内耳疾发针,无针伤肉,如拔毛状,以取皮气,此肺之应也","毛刺者,刺浮痹于皮肤也。"从西医学的观点来看,该穴处的皮下分布着耳颞神经和颞浅动、静脉,针刺后,皮下神经兴奋点增高,可促使该穴周围的动、静脉血管的血液运行,调整局部的微循环,产生局部发热的效果,以促进炎症的吸收。

参 考 文 献

1. 李卓英. 推拿广要[M]. 上海中医学院附属中医文献研究馆,1959,43.

2. 何华. 冰硼散合双氧水治疗脓耳[J]. 山东中医杂志,1982,05: 80.

3. 李玮. 脓耳散治疗慢性化脓性中耳炎67例[J]. 辽宁中医药大学学报,2007,9(2): 109.

4. 苏德珍,胡若兰. 白毛藤外用治疗脓耳21例[J]. 实用中医药杂志,1998,14(10): 32.

5. 李莹,郑春燕,淘洁. 耳炎灵治疗慢性脓耳175例[J]. 中医研究,2000,13(1): 49.

6. 张鸣钟. 蝎矾散治疗脓耳[J]. 江西中医药,1985,(1): 21.

7. 李复峰,李一清. 针灸耳鼻咽喉口齿科学[M]. 哈尔滨: 黑龙江科学技术出版社,1991,47-50.

8. 石学敏. 针灸治疗学[M]. 北京: 人民卫生出版社,2001: 503.

9. 王彦奎,刘晓云. 皮刺法治疗化脓性中耳炎52例临床观察[J]. 中国现代医生,2007,45(19): 98-98.

耳 眩 晕

耳眩晕是指以头晕目眩、如立舟船、天旋地转,甚或恶心呕吐为主要特征的疾病。主要包含西医的内耳疾病所引起的眩晕,如梅尼埃病、良性阵发性位置性眩晕、前庭神经炎、前庭药物中毒、迷路炎等。

本病典型的临床表现为：眩晕突然发作，自觉天旋地转，身体有向一侧倾倒的感觉，站立不稳，体位变动或睁眼时可诱发或加重眩晕，但神志清楚，多伴有恶心呕吐、出冷汗、耳鸣、耳聋等症状。眩晕持续时间可长可短。由于本病发病率较高，症状突出，对患者的生活、工作带来很大影响，如何快速缓解症状和防止复发是治疗的关键。

关于本病治疗的古文献记载非常多，治疗手段多样，如《针灸甲乙经》提出："目眩无所见，偏头痛，引外眦而急，颔厌主之。"《普济方·针灸门·头旋》："治忽头旋（资生经），穴目窗。治头旋耳鸣，穴络却。治头旋脑重，穴大杼。治坐如在船车中，穴中脉。治脑重鼻塞，头目眩疼，穴百会。治头重目眩运，穴陶道"，等等。除了针灸之外，古籍里还有许多关于导引、外搽、吹药等外治的方法。如《巢氏病源补养宣导法·风头眩候》记有："一手长舒，合掌仰，一手捉颐挽之向外，一时极势二七。左右亦然，手不动，两向侧极势急挽之二七。去颈骨急强，头风脑旋，喉痹膊内冷注偏风。"《医心方·治头风方第七》云："吴茱萸三升。以水五升，煮取三升，以绵染汁，以拭发根，数用。"《世医得效方·眩冒》中记载有仓公散（瓜蒂、藜芦、煅矾石、雄黄各等分，共为末）吹鼻取嚏等。古人对于眩晕认知理解的内容包括现代的眩晕、头晕、头昏三大症状，对眩晕的描述包括"眩晕""眩""晕""醉头风""脑转""旋晕""昏"等病证，并未有明确的耳源性眩晕与非耳源性眩晕区分，现代提到的眩晕外治也多是指颈源性眩晕的治疗，但是笔者在临床实践中发现，针对耳眩晕，中医外治方法同样能起到很好的效果，针灸、艾灸、穴位注射、穴位贴敷、耳针、耳穴、皮内针、针刀等均可广泛地用于耳眩晕的治疗。

耳眩晕的中医外治法治疗优势

耳眩晕的性质属于"前庭周围性眩晕",目前针对前庭周围性眩晕的急性发作,临床主要予以前庭抑制剂,但是前庭抑制剂会影响后期前庭代偿,导致患者遗留头昏、步履不稳等残余症状的持续时间延长,影响患者的生活质量。而运用中医外治法,可以迅速缓解对于急性前庭性周围性眩晕,例如据笔者自己经验,绝大多数急性耳眩晕患者在针刀治疗5分钟后即有显著的疗效,其效果优于目前临床常用的多种前庭抑制剂,同时这些治疗方法不会影响患者后期的前庭代偿,因此,在急性发作期,可以单用外治迅速止晕。而在后期的前庭康复阶段,可配合中药、前庭康复训练以促进患者迅速建立新的前庭平衡功能。

耳眩晕中医外治法注意事项

除在总论中提到的实施中医外治疗法相应的注意事项外,临证时,须分清眩晕是处于急性期还是缓解期,急则治其标、缓者治其本,在眩晕急性期应当以止眩为主,目前中医针对急性期症状的缓解上主要采用针刀、针灸等。在缓解期以治本为主,找出病因、消除病因,往往根据患者辨证结果,处以内服中药,同时配合中医外治调节脏腑阴阳以防止复发,消除残余症状。

值得一提的是,临证时不仅要从急性期与缓解期的视角选择合适的治疗方法,同时更应排除某些危险性眩晕,对于某些发生在颅内的危险性疾病,如大面积脑梗、出血等疾病,早期有可能表现为"孤立性眩晕",因此治疗时必须密切观察患者病情变化,不要耽误病情,贻误患者。

耳眩晕临床常用中医外治法

（一）针灸疗法

1. 针刀治疗急性前庭周围性眩晕

操作方法　取项上线（正中点、旁开2寸）、第二颈椎棘突及第二颈椎棘突平面旁开2寸、第六颈椎棘突及第六颈椎棘突平面旁开2寸，共9个治疗点。

常规消毒、铺巾后，以小针刀局部治疗：垂直进针点进针后纵行铲拨2~3次后，刀尖转为横行切割2~3次，进针深度为0.5~1cm。

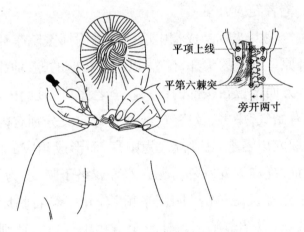

平项上线

平第六棘突

旁开两寸

针刀治疗眩晕刺激点示意图

出处　笔者经验方案。

编者按　针刀治疗颈性眩晕报道很多，笔者在7年前，根据前庭脊髓反射原理，创造性地提出运用针刀治疗前庭性眩晕的急性发作，7年来的临床实践证实其适用于各类型前庭周围性眩晕疾病急性发作期，据笔者经验，其最佳疗效在治疗后的第5分钟，患者明显感觉眩晕、头晕、恶心呕吐以及不平衡感大大减轻。其中前庭神经元炎、椭圆囊或球囊功能损害、梅尼埃病、突聋伴眩晕等前庭性疾病均有较好的疗效，通过患者前庭症状VSI评分，一般能将患者评分从7~9分降至2~4分。而且患者的症状与疗效曾正相关,症状越重,治疗效果越明显,这也是笔者在耳眩晕患者急性发作时(BPPV除外)首选的治疗手段。

2. 体针+头针

主穴　泥丸八阵、眩晕区、风池。

配穴　肝阳上亢者,加中渚、丘墟;痰湿中阻者,加丰隆、足三里、阴陵泉。气血两虚者,加气海、脾俞、胃俞;肾精亏虚者,加悬钟、关元、肾俞。

操作方法　实证者用毫针泻法。虚证者用补法。

出处　笔者经验方案。

编者按　泥丸八阵是成都中医药大学附属医院李仲愚教授根据易学八卦原理创造的头部奇穴。以八卦相应的乾、坤、坎、离、震、巽、艮、兑八方而定位在头部的奇穴。李老称其"凡阴阳之气,其消长盈虚,皆有始气,中气,及终气,故八荒奇穴又分别有内、中、外之八荒"。其取穴以百会(泥丸)穴为中宫,而形成相应的内八荒、中八荒、外八荒,统称泥丸八阵。泥丸八阵属络于脑,脑为元神之府,而有调节十二经及脏腑的"阴阳平衡"作用。笔者临床常选内八荒作为选穴点,以调节脑部元神及全身阴阳气血。针刺时针尖朝向百会(泥丸)穴。该穴为笔者针灸治疗眩晕的主穴。

风池者,为足少阳之要穴,能消内外之风,无论外感之眩冒抑或内起之肝风,皆宜用之。"阳跷脉起于足跟中,上外踝,循胁上肩,挟口吻至目,极于耳后风池穴。"风池为阳跷脉与足少阳经在后项部的汇合穴,阳跷脉又为主一身左右之阳,能司眼睑开合与下肢运动之作用。而现代对眩晕的研究表明,前庭性眩晕患者的眩晕往往伴有眼震的出现,笔者认为,风池穴在眩晕病的使用上,其还具有缓解患者眼震的作用。同时,因经脉之走行,阳跷脉能调节下肢运动的协调性,风池穴在眩晕病的使用时具有很积极的意义。

头皮针法又称头针法,是通过刺激头部发际区域的特定部位治疗疾病的一种疗法。其中晕听区为耳尖直上1.5cm,向前后各行2cm的水平线。这个区域对应大脑的颞区,这一区域是位听功能的投射区,在这一区域也是大多数眩晕患者指出眩晕的部位;当然,也有部分患者的眩晕部位在额区、后枕部,针对这部分患者,我们则选择在头部的相应部位进行局部排针,一般三到五根针,主要是加强对局部刺激,理清局部气血经络运行通路,清利头目。

在以泥丸八阵、风池、晕听区为主穴的针刺方案,再配合辨证选取相应的穴位,如肝阳上亢者,加中渚、丘墟;痰湿中阻者,加丰隆、足三里、阴陵泉。气血两虚者,加气海、脾俞、胃俞;肾精亏虚者,加悬钟、关元、肾俞。可适宜于肝阳上亢、气血不足、风痰上扰等各种证型的眩晕。

3. 腹针疗法治疗耳眩晕证

取穴　引气归元、气穴、气旁、滑肉门、上风湿点、天枢、大横、期门、章门。

操作方法　患者仰卧,暴露腹部,根据患者的胖瘦选择30mm或50mm毫针,根据病程的长短决定针刺深度,一般而言,采用只捻转不提插或轻捻转慢提插手法,要求"刺至病所"即可。

出处　笔者经验方案。

编者按　腹针疗法的创始人是著名针灸大家薄智云教授,该疗法是以神阙为中心的腹部先天经络系统,寻找与全身部位相关的反应点,并对其进行相应的轻微刺激,从而达到治疗疾病目的的一种治疗方法。

其中引气归元由中脘、下脘、气海、关元4穴组成。方中中脘、下脘均属胃脘,两穴合用含有梳理中焦,调节升降的作用;气海为气之海,关元培肾固本;因此,四穴同用有"调理脾肾,先后天同养"之义,故名"引气归元"。而眩晕患者往往为上盛下虚之候,邪浊上壅头面,中下二焦功能失健,所以选取"引气归元"为主穴,配天枢、大横以健脾,伍气穴、气旁以助肾,佐以章门、期门以平冲降逆,上风湿点可驱头面、上焦风邪,本方案可用于水不涵木、肝阳上亢及脾气虚弱、痰浊上犯等证型。

4."升阳祛霾"针灸法治疗梅尼埃病

刺患侧听宫、百会、印堂、太阳、风池、合谷等穴与艾灸热敏化腧穴相结合。

(1)针刺患侧听宫、百会、印堂、太阳、风池、合谷等穴。

(2)艾灸热敏化腧穴:本病热敏化腧穴大多出现在患侧听宫、百会、印堂等区域,根据穴位出现热敏化程度的不同,依次行回旋灸、雀啄灸、往返灸和温和灸。首先回旋灸1分钟,使局部气血温热,再行雀啄灸1分钟以使敏化加强,其次循经往返灸1分钟使经气激发,最后行温和灸以使感传发动,经络开通。

每次施灸直至感传消失,皮肤灼热为度,每次施灸不少于20分钟,每日1次。连续治疗5天,5天为1疗程,共计1个疗程。

出处 《谢强"升阳祛霾"针灸法治疗梅尼埃病的临床研究》中谢强经验。

编者按 使用"升阳祛霾"法针灸治疗梅尼埃病主要是针对的阳虚证。针对此类阳虚型眩晕病,笔者喜欢在一般的方案上加关元、气海,且在足三里穴上使用温针灸。将九针中圆利针刺入足三里后,将艾条点燃后插入针柄,通过针柄将热力传入穴位中,加强足三里穴的补益气血作用,疗效更好。此方案的特殊在于发挥不同种类传统治疗方法的最佳优势,以针刺,通经络最优,温阳气化不及艾灸;艾灸,温阳气化最优,然通经活络疗效不及针灸。找出两种疗法最佳适应证,再结合疾病的基本病机,二者相匹配达到最佳治疗效果最好。以针灸通其经络,上通下达则气血精微之气才能上达头脑之地,充养元神之腑。浊阴既在上窍,以艾灸温其阳气,促进温煦、气化之功,则浊阴降而元神清。

5. 揿针治疗耳眩晕

全身取穴 选用1.5mm或2mm长揿针,以风池、关元、气海、脾俞、行间为主穴,足三里、丰隆、外关、期门等为配穴,留针72小时(夏天留48小时)。

耳穴埋针 选用0.3mm长揿针,以耳穴脾、内耳、神门、晕点为主穴,以皮质下、枕部、肝、胃等为配穴,留针72小时(夏天留48小时)。两耳交替进行。

出处 笔者经验方案。

编者按 该方案早期主要用于某些由于畏惧针刺疼痛而不愿进行针灸的患者,在使用的过程中,发现该方案虽然看似刺激量小,但是方便、安全,且长时间的候气能达到最佳疗效,有时,或者其他疗法达不到预期效果。因此,对于一些正气虚弱不耐针刺之人可以使用本方案配合中药治疗。而耳穴,笔者一般选用脾、神门、内耳、晕点作为主穴,考虑以下原因,据笔者观察,痰浊上犯是"脾为生痰之源",脾失运化,聚湿生痰,清阳不得上出荣养,浊阴逆而上犯,风痰上扰而眩晕,故取脾胃运化痰湿与升清降浊之效,以脾反射点作为主穴;耳穴神门有调节大脑皮质的兴奋与抑制的功能,有消炎、止痛、镇静、安眠的功能,同时有研究发现,梅尼埃病在电测听时,内耳、神门穴呈阳性反应,故可选其作为主穴。至于内耳、晕点可以调节内耳功能,缓解眩晕症状。在临床上,由于病情多变,在肝阳上亢、风痰上扰时可加肝穴以平肝息风止晕,髓海不足为主则加枕穴,其对应人体枕部,是止晕的要穴。枕部是小脑、前庭神经核团等掌管平衡功能的所在部位,故其在止晕方面有良好效果。脾肾阳虚、乏力、身体功能低下者可加皮质下,"皮质下"穴具有调节大脑皮质的兴奋与抑制的功能,其类似于肾上腺皮质所有之功能,能调节身体功能,通过对大脑皮质的某种调节,与其他穴配伍使用,能起到更好的止晕效果;眩晕患者往往有一些自主神经反射的症状,可配合胃点以缓解恶心、呕吐等症状。

6. 麦粒灸

主穴 百会、风池、内关、足三里。

配穴 痰浊中阻配中脘、丰隆;肝阳上亢配肝俞、太冲、三阴交;气血两虚配气海、脾俞;肾精不足配肾俞、太溪;耳鸣耳聋加翳风、听宫。

操作方法 发作时重灸百会穴。病人取坐位,将百会穴处头发向两侧分开,使穴位充分暴露,以便施灸。涂少许凡士林,将麦粒大小的艾炷放于百会穴上,点燃施灸,燃至灼痛时,可用压灸法,术者用镊子或压舌板将艾炷压灭,然后在熄灭的残绒及艾灰上,继续加炷再灸,依前法反复操作,压力由轻到重,使病人自觉有热力从头皮渗入脑内的舒适感。急性期百会穴一般每次需灸25~30壮。内关穴每次3~5壮,其他穴位每次灸7~9壮。每日一次,5次为一疗程。缓解期每周灸2~3次,以背部、腹部、足三里、三阴交为主,15~20次为一疗程。坚持一段时间可巩固疗效,预防复发。

出处 《麦粒灸传薪集》王玲玲经验。

编者按 本方案在基础方案上加减配穴,适用于各类型的内耳眩晕病。笔者经验,在使用艾灸时,特别是对于虚证性眩晕,百会、气海、足三里是必选穴。不仅可以使用麦粒灸,一般的悬起灸就可以达到很好的效果,当然,也可在神阙穴隔姜灸,促进元气恢复,升举全身清阳之气到达脑髓元神,能起到很好的效果,且艾灸患者自己可以在家做,方便且安全。麦粒灸是艾灸中的一种,最早有文献报道是在唐代《黄帝明堂灸经》的"巧如小麦大"这一描述,其运用范围较广,涉及内外妇儿五官等诸科。现代研究发现,麦粒灸的施灸部位虽小,但具有较强的深部穿透作用,通过神经反射通路的传导,既能促进血管扩张,改善血液循环,又能反射性地影响中枢大脑皮质,提高神经元活性,重建网络系统,调整机体功能。选择麦粒灸治疗眩晕类疾病，主要是取灸法的温热作用，"陷下则灸之"，眩晕清阳不升，连接脏腑清阳之气的诸经诸脉不能上行，清阳下陷，则以百会灸之而升举，再通过结合特定的腧穴，在治疗本病的过程中共起升阳益气，降逆下浊的疗效。笔者的一个慢性眩晕病人，证型属于气血不足，时常有头晕、眩晕症状，不敢看排列整齐的东西，如饭店的桌子，超市的货架，一看就晕，从中间走过更晕，且伴有长期便秘、腹泻交替，不伴恶心呕吐及头痛，嘱其长期使用十年陈艾进行足三里悬起灸，每次10~15分钟，一日1次或2次，坚持了3个月，头晕、眩晕症状明显减轻，腹泻、便秘也消除了，取得了很好的效果。

（二）按摩导引

1. 足浴法

肝阳上亢　夏枯草、菊花各20g，钩藤、槐花、桑叶各10g，每日一剂。

阳虚水泛　艾叶50g、桑枝20g、花椒30g、干姜10g，每日一剂。

在泡脚时阴虚者注意按摩涌泉、太冲、太溪等穴位，阳虚者要求患者药水须漫过足三里，或者用沾了热药水的毛巾按压、捂住足三里穴。

出处　编者经验方案。

编者按　肝、脾、肾、胆、胃、膀胱等诸经皆循行于人体的足部，这些经络及它们相联系的脏腑功能失常是眩晕发作的常见病因，诸经的五输穴位于膝关节以下，通过药浴，可以调节全身脏腑功能，从而达到治疗疾病的目的。笔者在临床中观察到，阴虚者的药浴只需漫过足踝即可，而阳虚者，则必须漫过足三里方能起效。针对肝阳上亢，选用夏枯草、菊花清肝明目，钩藤、槐花、桑叶息风平肝、明目清热，诸药合用，可引上亢之肝阳下归。而阳虚水泛，以艾叶、花椒、干姜温阳行水止眩，桑枝通络祛风，使诸温阳药得以上行头目。

2. 足底穴位按摩治疗眩晕

取平衡器官反射穴　位于脚背小趾关节向后0.4cm处。相当于侠溪穴外侧附近。

取内耳迷路反射穴　相当于足底解剖部位的第四、第五脚趾腰部至脚底肉球上部。此反射穴是交叉的,左耳在右脚、右耳在左脚。

在脚上找到平衡器官穴,用大拇指在穴位上先轻轻地向心性按摩,然后逐渐由中按到重按,快结束时又轻轻地按揉穴位。每次3~5分钟,每天1~2次。按摩时病人感到有针刺一样疼痛,敏感度越高,疗效越迅速,但也注意不要用力过猛,如过猛会导致反应如恶心呕吐。但如发生反应也不要紧,很快消失。

出处　《足底穴位按摩治疗内耳眩晕25例》覃芬莲经验。

编者按　方案适用于各类型内耳性眩晕。与耳穴一样,足部虽然只是全身的一个器官,但却包含着人体全身脏腑器官信息。眩晕,一般表现为自身或外物的选择感、空间定向障碍、不平稳感,选择足部的平衡器官反射穴与内耳迷路反射穴进行按摩,通过神经反射与体液循环的调节,将大量信息传输到前庭平衡中枢或小脑,受刺激的神经中枢引起前庭-脊反射或者前庭-眼反射等前庭神经通路反射调整人体平衡稳态,保持人体平衡。此种方法简单易行,不需其他医疗器械,患者在家自身即可完成治疗。

（三）穴位贴敷

方药　白芥子5g、细辛3g、桔梗1g、干姜2g,共为末,蜂蜜水调敷。

取穴　涌泉、膈俞、肝俞、脾俞。

时间　在伏九期间,一九(伏)、二九(伏)、三九(伏)分别贴一次,每个穴位敷贴后停留4~8小时,如果起疱则立即取下。

出处　笔者经验方案。

编者按　大多数耳眩晕患者的眩晕发作有反复性,这与素体脏腑阴阳失衡有关,《素问·生气通天论》言:"阳气者,若天与日,失其所则折寿而不彰,故天运当与日光明";而"三伏""三九"从中国古代历法来看,是一年当中阴阳交替的时节。依据中医"春夏养阳"的理论,夏季人体腠理开泄,药物易由皮肤进入穴位,加之人体阳气得天阳相助,达到温阳利气、祛散伏痰,从而发挥防病治病的作用;而冬至,阴极而阳生,人体内的阳气开始生发。因此,在伏九天进行敷贴治疗,可以调节阴阳,改善患者体质,从而防止或减少眩晕的复发。对于阳虚水泛或者中焦虚弱的眩晕,笔者常以伏九贴配合治疗。

临床也有报道敷贴不拘于伏九时节,而是在患者发病期间施以敷贴,选穴往往不离涌泉,而敷贴的药物各有不同,如刘建青在《外敷中药治百病》一书中介绍了以独头蒜、土豆去皮各20g共捣为泥贴于涌泉穴,以及吴茱萸(胆汁拌制)100g、龙胆草50g、土硫磺20g、朱砂15g、明矾30g捣碎,过筛,加入小蓟根汁调和成糊,敷于神阙及双侧涌泉穴等经验。

笔者也曾尝试对于某些腹部冰凉的患者,配合其他治疗,在气海穴贴敷艾叶、肉桂打粉合蜂蜜调成的贴敷散剂,贴3~5小时,从患者反馈来看,患者一般能感觉到腹部温暖,增加气血,这样对虚证眩晕患者有很大的裨益,当然也可贴足三里等穴。

(四)其他疗法

1. 刺血疗法

操作方法 在耳背部,或者头颞部足少阳经皮部区域寻找瘀络,然后以0.35mm毫针或者注射针头点刺,每次点刺2~3处,每处3~5滴为宜,过少则邪泄不畅,过多则伤正气。

出处 笔者经验方案。

编者按 刺血疗法的历史悠久,其成熟的理论体系形成于《黄帝内经》。《灵枢·脉度》:"盛而血者疾诛之,盛者泻之,虚者饮药以补之。"《素问·调经论》也言:"视其络,刺出其血,无令恶血得入于经,以成其疾。"李东垣也提出"血凝而不流,故先去之,而治他病"。现代研究也证实刺血疗法能够在改变血流变、激发体内免疫功能、调节神经-体液功能等多方面起作用。耳眩晕患者除了眩晕外,往往还伴有头昏脑涨的感觉,笔者在临床中进一步观察发现,这类患者往往能在头颞部寻找到瘀络,这些瘀络的位置大多位于阳白、临泣、太阳、天冲等穴附近,瘀络颜色呈青带淡紫色。笔者往往选取青紫色最明显处进行刺血,头脑昏胀感可以迅速缓解,但需注意的是眩晕的病因病机多样,如果瘀络不明显不可强行刺血。

2. 沐头方

清上止晕沐头方　明天麻6g、薄荷6g、甘菊6g、桑叶3g、炒蔓荆9g、川芎6g、藁本6g;上药煎水去渣,沐头部。

出处　《药浴妙法治百病》柴文举经验。

编者按　本方案适用于肝阳化风,上扰清窍所致内耳性眩晕疾病。药浴在我国已有几千年的历史,从周朝开始,就有香汤浴的记载。药浴作为一种有效防病治病的方法受到历代中医的推崇。头为诸阳之会,十二经络直接或间接与头部相关,脑为元神之府,统摄十二经络。使用天麻、薄荷、菊花等具有疏风解表,清利头目,平肝潜阳的中药,经过热水浸泡出药效,通过头部的吸收,使药物作用于十二经络,药气通过经络传于脏腑,发挥治疗效用。在沐头时,可以选择性地按摩百会、四神聪、风池、翳风等穴位,以促进药物的吸收。

参 考 文 献

1. 谢慧. 小针刀治疗前庭周围性眩晕急性发作临床疗效观察[J]. 广州中医药大学学报,2013,30(6): 832-834.

2. 王玲玲. 麦粒灸传薪集[M]. 北京: 人民卫生出版社,2012.

3. 覃芬莲. 足底穴位按摩治疗内耳眩晕25例[J]. 新中医,1991,7: 34-35.

4. 刘建青. 外敷中药治百病[M]. 北京: 华夏出版社,2006,8.

5. 柴文举. 药浴妙法治百病[M]. 北京: 海洋出版社,1993,24.

咽喉病篇

喉痹（附梅核气）

喉痹是指因外邪壅聚或脏腑虚损,咽喉失养导致的以咽痛、咽部不适、局部红肿、喉底有颗粒状突起为特征的咽部疾病,临床多以咽部的各种不适感,如异物感、灼热感、干燥感、痒感、刺激感和轻微的疼痛,晨起干咳甚至作呕为表现。本病发病率高、症状顽固、易反复迁延。西医学的急慢性咽炎等病可参考本病进行治疗。目前西医公认的咽炎治疗策略是急性者控制感染,对症治疗,慢性者纠正病因及原发病、局部缓解症状,少部分病人可采取激光、低温等离子等物理疗法,但疗效及慢性病程的控制尚不满意。中医药治疗本病具有较好的效果,成为西医学治疗慢性咽炎的推荐疗法。对于喉痹患者,中医外治能起到缓解症状,缩短病程,预防复发的作用,近年来对外治法治疗本病,方案较多,效果较好。

历代医家非常重视喉痹的外治,文献记载丰富,治疗手段多样。中医外治法治疗本病最早可追溯到晋代,如《针灸甲乙经》中记载"喉痹,完骨及天容、气舍、天鼎、尺泽、合谷、商阳、阳溪、中渚、前谷、商丘、然谷、阳交悉主之。喉痹咽肿,水浆不下,璇玑主之。喉痹食不下,鸠尾主之。喉痹咽如梗,三间主之。喉痹不能言,温留及曲池主之。喉痹气逆口喎,喉咽如扼状,行间主之",所治经穴十分完备。明代陈实功所著《外科正宗》有"凡喉痹、乳蛾不针烙,此皆非法"的观点。历代如宋元时期《儒门事亲》即有记载"大抵治喉痹,用针出血,最为上策",又有《扁鹊神应针灸玉龙经》记载少商刺血法、《医学纲目》记载咽喉局部刺血法等;灸法治疗本病亦有记载,如《扁鹊心书·卷中·喉痹》治喉痹轻者灸天突,重者灸关元;吹药方面,自《三因极一病症方论》记载"玉钥匙"方始,历代均沿用此方,其效颇捷。另有《外科正宗》《奇效简便良方》记载的吐法,《外科全生集》记载的取嚏法,均是对喉痹外治法的极大丰富。

喉痹的中医外治法治疗优势

本病发病率高,易反复发作而逐渐演变为慢性炎症,其病程缠绵,虽预后较好,但对患者生活质量造成严重影响。目前,由于抗生素的滥用及耐药性的产生,使用抗生素治疗咽炎的疗效并不理想。西医学对咽炎尤其是慢性咽炎的治疗难点,在于如何降低疾病的复发、如何及早控制症状。

中医外治法治疗本病,具有快速缓解症状、控制复发率、避免抗生素耐药及副作用的优势。外治法直接作用于病灶局部,药物吸收效果好、不良反应少,且简单易行、用时短、疗效快、花费少、患者容易接受。据笔者经验,病属急性者,刺血、针刺等疗法可迅速止痛,慢性者经敷贴、针刺等治疗,能达到症状缓解和控制复发的双重效果,且避免了慢性喉痹长期服药带来的药物风险,临床值得推广。

喉痹中医外治法注意事项

除在总论中提到的实施中医外治疗法相应的注意事项外,临证时,须分清急喉痹还是慢喉痹。急喉痹以实证、热证为多,迁延反复者则多虚证或虚实夹杂证。起病急骤者,应当以控制症状为主,中医治疗急性喉痹主要采用刺血等方法清泻热毒,同时或可配合内服汤剂。慢性喉痹的治疗以减轻症状、防止复发为主,外治法在此时起到更为重要的作用,同时在辨证论治的基础上处以中药,其缓解症状、控制复发的效果较长期使用抗生素为佳。

本病的外治法中,应当注意对咽后壁淋巴滤泡的针对性治疗。如病人查见局部淋巴滤泡增生,并有梗阻感、干痒、反复清嗓或因咽反射敏感引起恶心、呕吐等症状,可采取烙法、火针等行局部治疗。

喉痹临床常用中医外治法

(一)针灸疗法

1. 体针

主穴　天突、天柱、人迎、外金津玉液。

配穴　风热犯肺者加鱼际、风池,肺肾阴虚者加三阴交、太溪,脾胃不足者加足三里、天枢。

操作方法　实证者用毫针泻法。虚证者用补法。

出处　笔者经验方案。

编者按　本法适用于急慢性喉痹,临床应根据证型加减配穴运用。本方天柱、天突属任脉,《针灸甲乙经》谓治"喉痹,咽中干急",为治咽喉要穴;人迎为阳明经腧穴,靠近咽喉,又为气血运行的重要通道,具有治疗咽喉肿痛的作用,能清利咽喉、活血化瘀;外金津玉液,属经外奇穴,在颈部中线甲状软骨与舌骨之间廉泉穴直上1.5寸,两旁各开0.3寸处,刺激本穴,能解咽喉热毒,又可引津液上潮,起到对咽喉的滋润作用,诸穴共为主穴,直接针对主症,起效颇捷。

配穴上,遵循辨证取穴的原则。风热犯肺者,配风池、鱼际以祛风散热;肺肾阴虚者,上病下取,以足少阴经原穴太溪、三阴经交会穴三阴交滋阴降火；脾胃不足者以足阳明胃经的合穴、下合穴足三里强壮正气，健胃下气，天枢运转脾胃，调理气机。诸穴合用，达到治疗喉痹的目的。

2. 灸法

选穴　百会、足三里、涌泉、太溪、照海。

操作方法　将艾条点燃后，选定穴位施灸，距穴位2~3cm处。第1天，灸20~30分钟，以咽部灼热、舒适为佳，灸至咽部症状好转为止。第2天，每天灸两次，每次20~30分钟，每次2~3穴，6天一疗程。

出处　笔者经验方案。

编者按　本法适用于各型慢喉痹。灸法能温阳散寒扶正，有效消除局部充血、水肿，达到清热消炎利咽之功。现代医学研究认为，灸法可以调整机体的免疫功能，并可显著提高白细胞数，确有抗炎、抗病毒，促进组织修复，改善微循环及机体功能状态的作用。慢喉痹者多为气郁日久，脾失健运，水谷之湿生痰，痰气胶结而生，治疗当利气化痰，滋阴降火。涌泉为足少阴井穴，太溪为足少阴原穴，照海通于阴跷，三穴滋阴降火，引火下行，为治疗肾经虚热咽痛的有效穴位。百会升提强壮，提高机体免疫力，是治疗慢性病的常用穴位，足三里为脾经要穴，善补脾助运，脾运则痰湿化，两穴同用可治疗脾虚痰湿所致喉痹。

附：赵氏雷火灸

操作方法　用赵氏雷火灸法，灸下颌部、颈前部；双耳部对准耳壳反复旋转灸数次，灸红后再对准耳心啄式灸3分钟左右；灸风池、风府；灸1~7颈椎；灸双手合谷。每日1次，每次灸疗时间为30分钟。

出处　《赵氏雷火灸治疗慢性咽炎的疗效观察》赵时碧经验。

编者按　本法急喉痹、慢喉痹均可选用。赵氏雷火灸由防风、青蒿、田七、艾叶等中草药组成，防风具有祛风解毒，祛瘀止痛的作用；青蒿具有退热凉血的作用；田七具有活血化瘀的作用；配合艾叶温通止痛，借助灸火的热力，给人体以温热性刺激，通过经络腧穴的作用，综合达到温通经络，行气活血，祛湿逐痕，消肿散结的功效。本法所使用的灸具，具有特色，取法时不仅使用了灸的热力，还结合灸具中药物的治疗作用，值得临床选用。

3. 揿针

主穴　咽三针：廉泉、外金津、外玉液。

配穴　合谷、天枢、足三里、三阴交、太溪等。

操作方法　选用1.5~2mm揿针，留针72小时（夏天留48小时）。

出处　笔者经验方案。

编者按　本法适用于咽炎日久及某些不愿进行针灸的患者。笔者在使用的过程中，发现该方案虽然看似刺激量小，但是方便、安全，且长时间的候气能达到最佳疗效。因此，对于一些正气虚弱不耐针刺之人可以使用本方案配合中药治疗。配穴上，咽三针为笔者经验取穴，定位为廉泉及外金津玉液三穴的合称，本法较单刺廉泉，清热生津、利咽解毒效果明显增强。辨证配穴，以风热甚者配合谷，祛风散热；肺肾阴虚者加用三阴交、太溪滋阴降火以利咽，脾胃不足者配天枢、足三里益气健脾，下气利咽。揿针贴用后，应当嘱患者时时揉按贴敷部位，以达到随时刺激穴位、增强疗效的作用。

4. 平衡针

选穴　咽痛穴、肺病穴。

操作方法　选用0.30mm×75mm针具垂直刺入上述穴位2~4cm，快速进针，局部产生酸、麻、胀感后出针，不留针。

出处　笔者经验方案。

编者按　本法适用于喉痹属急性者。咽痛穴位于第二掌骨桡侧缘的中点,是平衡针治疗咽痛的特效穴位,以局限针感或向食指放射为佳,功擅消炎退热,镇静止痛;肺病穴位于上臂,伸直掌心向上,此穴位于前臂掌侧,腕关节至肘关节上1/3处,掌长肌腱与桡侧腕屈肌腱之间,是平衡针中治疗上呼吸道感染为主的特定穴,取本穴以解咽喉热毒。

本法专用于急喉痹,是缓解症状的快速方法,若反复发作者,当另行辨证针对治疗。

5. 浮针

取穴　尺泽、天突、扶突。

操作方法　嘱患者取仰靠坐位,穴位皮肤常规消毒,将中号一次性浮针针芯上的软管左右旋转(以便进针后做扫散动作前,针尖顺利缩进软管内,不至过于滞涩)后,装入浮针专用进针器的固定槽内,将与弹性装置相连的连杆拉到卡槽内。

医者右手持进针器,按压进针器右侧按键,将针快速刺入皮肤,进针时进针器头搁置于皮肤上,不要离开皮肤,与皮肤呈15°~25°刺入,随即左右手配合将针身与进针器分离,此时针尖略达肌层,用右手轻轻提拉,使针身离开肌层,退于皮下,再放倒针身,做好运针准备。

运针时单用右手,沿皮下向前推进,推进时稍稍提起针尖,使针尖勿深入,可见皮肤呈线状隆起。在整个运针过程中,右手感觉松软易进,患者没有酸、胀、麻的感觉。待针身完全进入皮下后将针尖后退至套在针芯上的软管内行扫散动作,扫散时以进针点为支点,手握针座,使针体在皮内做大幅度的左右弧形扫散动作,要求频率一致、手法轻柔,扫散的频率为100次/分。扫散的同时,医生左手配合轻轻上下按揉患者喉结两侧,并嘱患者做吞咽动作。扫散时间一般为2分钟,扫散完成后将针芯抽出,用胶布固定好软管,埋在体内3~5小时后取出。3个穴位进行同样操作,在治疗完成后均留置软管。

针刺取穴的顺序依次为尺泽、天突、扶突,尺泽和天突针刺方向为咽喉部,扶突为顺着胸锁乳突肌走行向上针刺。

治疗时间　隔天治疗1次,治疗3次为一疗程。

出处　《浮针治疗慢性咽炎31例》张宏如等经验。

编者按　本法适用于慢喉痹。浮针疗法,起源于中医皮部理论。本法在皮下进针,不深入肌层,正是皮部理论的临床应用。其浅刺的操作方法可在《内经》中找到相应刺法,如九刺中的毛刺、十二刺中的直针刺、五刺中的半刺。浮针治疗慢性咽炎时进针表浅且针向咽喉或在咽喉附近,力专效宏。慢喉痹发病多因肺肾阴虚、气血痰浊瘀滞于咽部,咽喉失养。选用尺泽、天突、扶突,其中尺泽为手太阴肺经的合穴,手太阴肺经经脉循行联络肺脏,其经别循喉咙,可滋肺阴以降虚火;天突位于任脉上,为任脉与阴维脉的交会穴,任脉为"阴脉之海",主一身之阴,阴维脉维系诸阴经,主一身之里,且其定位靠近咽喉部,有滋阴养咽、化痰祛瘀之功;扶突位于喉结旁,局部治疗作用明显,力专效宏。三穴合用,共奏滋肺肾之阴、降虚火上炎之功,益气活血化痰而使咽部得养。并且在治疗过程中按照距离咽喉部的远近先后选用尺泽、天突、扶突,有"通经接气"之意,意在促使经气传导至咽喉部。

6. 火针

选穴　廉泉、天突、扶突、咽后壁增生的淋巴滤泡或扩张的小血管。

操作方法　以火针于酒精灯上加热后,迅速点刺相应部位。

治疗时间　隔日治疗一次,十次为一疗程。

出处　《中医耳鼻咽喉科临床研究》。

编者按　本法适用于慢喉痹之病程较长者。火针早在《灵枢·官针》中就有记载"淬刺者,刺燔针则取痹也","燔针"即是火针;《伤寒论》中也论述了火针(烧针)的适应证。本法具有温经散寒,通经活络的作用,对虚证、虚实夹杂证尤其适用。取穴上,廉泉位于人体的颈部,当前正中线上,结喉上方,舌骨上缘凹陷处,功能清热泻火利咽;天突位于颈部,当前正中线上,胸骨上窝中央,《针灸甲乙经》载其主治"喉痹,咽中干急";扶突在喉结旁开3寸,属手阳明大肠经,功能清咽消肿,理气降逆,通肺与大肠表里之经热邪在咽喉的结聚。诸穴合用,共达清热散结,活血消瘀的作用,故能治疗喉痹之病程长、局部气血凝滞者。

(二)穴位敷贴疗法

取穴　肝俞、脾俞、胃俞、肾俞、太溪、大椎、天突、肺俞、列缺。

操作方法　用胶布将药饼(斑蝥、甘遂、元胡、牛膝、细辛、麝香、冰片等药物打粉,用生姜汁调成稠膏状,取3g做成直径1cm的药饼)固定于穴位上,每次贴敷2~3小时,患者贴敷后如果有明显烧灼感,可提前取下,并涂红榆膏防止起泡。每10天1次,连续5次。

出处　笔者经验方案。

编者按　本法适用于慢性喉痹各证型,急性发作期不可使用。慢性喉痹之因肺肾阴虚,金水不得相生,津液不能上润或肝气升发太过,气火循经贯膈上肺,劫耗肺阴,虚火熏灼咽喉而发病者,治疗重在调整脏腑功能。穴位敷贴治病由来已久,《医宗金鉴》就曾用斑麝丸(斑蝥、麝香研末,白酒调丸)贴灸治疗咽喉肿痛。本法药饼的主要成分为斑蝥、甘遂、元胡、牛膝、细辛、麝香、冰片等药,具有很强的刺激、渗透能力,能作用于穴位皮肤,从而达到刺激穴位、调整该经经气之功,再通过经脉的交汇、流注,贯通五脏六腑,从而达到调整脏腑的目的。所选穴位中肝俞、肾俞、太溪意在引水制火,脾俞、胃俞意在培土生金,大椎、天突、肺俞、列缺可宣泄肺中郁热,清利咽喉,引药直达病所,故能治疗慢性喉痹各类证型。

附: 天突穴单穴贴敷法

取穴 天突穴。

药物 蝉蜕6g、川乌9g、草乌9g、桔梗6g、射干12g、冰片3g、麻黄9g。

操作方法 把上述药物烘干,研磨成粉后过筛,取细粉,加入适量凡士林搅拌成糊状,取15g置于6cm×4cm大小胶布上,贴敷于天突穴,24小时更换一次,5次为一疗程。

出处 《咽炎膏贴敷天突穴治疗慢性咽炎1000例疗效分析》汪贺嫒经验。

编者按 本法适用于喉痹之属气滞血瘀、寒热错杂者。咽炎膏中的药物性能归经,多入肺经,既有清热解毒,滋阴润肺的冰片、蝉蜕、射干等,又有温散行气的川乌、草乌、麻黄、蝉蜕等,寒温并用,共奏捷效。天突穴位于咽喉前方,属任脉,功善宽胸理气、通利气道、降痰宣肺。故药性与穴性配合,直达病所,效果较好。如有对胶布过敏者禁用,对偶有皮肤瘙痒者可暂停半天。

(三)其他疗法

1. 刺血法

耳尖放血+少商放血。操作方法:

(1)耳尖放血:患者取正坐位,术前先按摩一侧耳廓使其充血。医者将其耳廓折叠,耳上方呈一尖角,常规消毒,左手固定耳廓,右手持三棱针对准耳尖施术处速刺1~2mm,再以酒精棉球擦抹放血处,流出4~5滴血,后以干棉球压迫止血,每天1次。

（2）少商放血：少商穴常规消毒后，用三棱针点刺，出血后，自掌骨向指尖单向推拿拇指，以便恶血流出，血止后再次消毒皮肤，每日1次。

出处　笔者经验方案。

编者按　本法适用于慢喉痹及慢喉痹急发时。慢喉痹日久入络，气滞血瘀，急性发作时多肺胃火热上蒸，与风热邪毒搏结于咽喉，使气血壅滞，脉络受阻，肌膜受灼，红肿胀痛而为病。

从西医学观点来看，刺络放血刺破血管可以直接激发患者机体的凝血系统，同时也启动了患者的抗凝血系统，机体在经过一系列的凝血-抗凝的正负反馈过程和酶反应之后，重新达到一个新的凝血与抗凝血的平衡状态。由于类组胺物质的产生刺激各器官，可增强其功能活动，提高机体的免疫力。同时由于血液的排出，能改善损伤处软组织微循环障碍，缓解血管痉挛，促进血液循环，加速血流，清除病损处的代谢障碍，从而改善局部组织缺血缺氧状态。

少商穴为手太阴肺经之井穴，《灵枢·九针十二原》载，经气"所出为井"，可见少商穴有清肺利咽之功效。《灵枢·口问》云："耳者宗脉之所聚。"张舜尧云："十二经脉中六阳经循行经过耳部，六阴经通过其络脉皆会于耳，从而通过耳部放血发挥活血祛瘀作用，使气血调和。"可见耳尖穴具清热解毒，凉血消肿之功。

操作时，耳尖放血时要重视术前按摩，否则不易出血；少商操作时注意，点刺时要做到快速、轻捷、准确，深浅以3mm左右为度，出血不畅时即刻由施术者挤压、推拿患者前臂及拇指，帮助出血。

2. 吹药法

药物　露蜂房1个，灯心草1握，共烧成灰，与硼砂细末10g混匀，即为喉痹散。

操作方法　治疗时取3g吹入患者喉中，每日3次。

出处　《喉痹散外治风热喉痹54例》姜树竹经验。

编者按　本法适用于急喉痹之属风热者。风热喉痹多因久积热毒，复感风邪，风热相搏；或内伤于肺，邪热蒸灼；或邪热传里，气血壅滞，经气郁遏，生热化毒而致病。治宜清热解毒。方中灯心草性味俱淡，淡能利窍，使上部郁热下行，从小便而出；硼砂善清热解毒，为化痰结、通喉痹之要药；再取露蜂房以毒攻毒，合而外用，药力直达病所，作用快捷。使用本法时应注意均匀布散，不可直对咽腔喷吹，以免引发患者不适。吹药后半小时内不宜饮水。

3. 饮茶方

方药　外感风寒喉痹：生姜，红糖，甘草；气阴两虚喉痹：黄芪，白芍，麦冬，玉竹，生地黄，玫瑰花，菊花；兼郁证：甘麦大枣汤代茶饮。

操作用法　沸水分两次冲入，第一次用以冲开药物，待药物散开后再次加入沸水，闷烫5~10分钟即可饮用，可反复冲泡，至无味为止。

出处　笔者经验方案。

编者按　本法适用于喉痹以上证型。外感风寒、气阴两虚为喉痹临床常见虚实证型，外感风寒者以生姜发散风寒，甘草缓急止痛，红糖兼能调味，取辛甘化阳之意；若阳虚喉痹之怕冷、怕风、倦怠者，以干姜易生姜，温中健脾，散寒化气止痛。气阴两虚喉痹，以黄芪益气生津，白芍、麦冬、玉竹、地黄滋阴，玫瑰花行气解郁，菊花清热利咽，因本证虽曰气阴两虚，究以阴虚为重，故重用养阴药物，但无气则阴无以化，转为壅滞中焦，故配黄芪，亦阳中求阴之意。另据笔者临床体会，有某些中年女性患者，患本病日久，诸药不效，以咽部不适为主诉，而多兼神志改变、自汗等症，可考虑以甘麦大枣汤代茶饮,能收到一定效果。

附: 梅核气

梅核气是专指痰气交结于咽喉导致的以咽部异物感,如梅核梗阻,咯之不出,咽之不下为主要特征的疾病。本病为中医学提出的一种特殊疾病,其症状与现代疾病之慢性咽炎、慢性扁桃体炎等存在一定相似性,但与这些疾病的鉴别重点在于本病的咽喉各部检查为正常,而纤维喉镜、食管钡餐造影等均不能查见异常。

理论上说,梅核气的诊断应当排除全身所有器质性疾病,但事实上,很难对每个病人做全面的详细检查,且远处的器质性病变与咽部异物感的症状究竟有多大的相关性,目前均没有一个权威的研究结论。因此,本病概念上强调"如"有异物,病机直指"痰气",较为单纯,可以看做一个主观性、症状性疾病,西医学的咽神经官能症、咽异感症可参考论治。

因为本病的单纯性、症状性、主观性,其涵盖范围、治疗方法均较窄,又因其症状与喉痹的相似性,故将本病附于喉痹之后,进行讨论。

外治法治疗本病的记载很少,仅见针灸与含噙等方法。如针灸疗法治疗本病,最早见于《内经》。《内经》刺咽嗌介介如梗状,有二: 其一取阳陵泉,《经》云:"胆病者,善太息,口苦呕宿汁……嗌中介介然数唾,在足少阳之本末,亦视其脉之陷下者灸之,其寒热者,取阳陵泉。"其二取大陵,《经》云:"心咳之状,喉如介介然,如梗状,取心之俞是也。"其后有《针灸甲乙经》"咽如梗,三间主之";《备急千金要方》记载"液门、四渎"主"咽中如息肉状","间使主嗌中如扼","少府、蠡沟主嗌中有气如息肉状",《外科证治全书》记载"梅核气……或针少商穴亦妙"。含噙法如《医学纲目》引朱丹溪法治咽中介介如梗状："以瓜蒌实、青黛、杏仁、海蛤粉、桔梗、连翘、风化硝为末,姜蜜丸,噙化。"《外科正宗》记载噙化丸,药用白矾、硼砂、牙皂、雄黄、胆矾、枣肉;《病医大全》"噙化方"治疗本病,药用瓜蒌仁、杏仁、海浮石、桔梗、连翘、朴硝、姜汁和蜜。

梅核气的中医外治法治疗优势

本病在西医学中所对应的咽异感症、神经官能症等对临床治疗均无明显指导意义,若患者主观症状较重,并伴有一定程度的精神、情绪改变,多以抗抑郁、抗焦虑药物治疗,其效果不甚理想。且因本病只有主观症状,缺乏客观的检查指标,使临床疗效评价较为困难,故西医学对本病的治疗在临床上处于较忽视的状态。但本病在中医学中早有记载,且总结出本病多发于中年女性,多于情志不舒时梗阻加重,病程较长,缠绵反复等特点,且根据这些特点,提出了以"痰、气"为辨证基础的治疗原则,发展出许多有效方法。西医学治疗本病缺乏针对性手段,甚至否认患者主观感受在本病中的重要程度,使患者往往求助于中医。在笔者长期的临床观察中,中医内外治法合用治疗本病,其病程短者,能快速消除患者不适感,达到临床治愈,病程较长者,也能够缓解症状,减少清嗓次数,明显改善患者生存质量。故从解决临床问题的角度而言,用中医外治法配合汤剂治疗本病,有着积极的意义。

梅核气中医外治法注意事项

除在总论中提到的实施中医外治疗法相应的注意事项外,临证时,切忌随意扩大本病诊断范围,必须特别注意排除其他器质性病变后才能诊断本病,诊断思路应当先排除咽喉部病变,其次,排除全身性病变在咽喉的表现,再次,应当判断患者精神因素在疾病中所占的比重,最后才能诊断本病。

诊断本病时,尤其应当注意排除中年女性之病程较长者,局部肿瘤的可能性,某些时候纤维喉镜的检查是必要的;另外,要注意排除心脏方面的问题,某些心肌梗死可以以咽喉部梗阻不适为首发症状;对于精神因素所占比重较大者,应当配合适当的心理干预,并遵精神科医嘱给予抗焦虑、抑郁等药物,不可随意停药,以防患者发生意外。

梅核气临床常用中医外治法

(一)针灸疗法

1. 体针

主穴　天突,阳陵泉,大陵,少商。

配穴　日久者加足三里、丰隆、期门。

操作方法　足三里行补法,余穴行平补平泻法。

出处　笔者经验方案。

编者按　本病发病以"气"为基本病机,多属气机郁滞于咽喉而成,治疗当顺气开郁,郁滞日久,更兼频频清嗓,耗损气机,出现气虚痰阻,痰气互结,治当补气化湿,顺气化痰。

天突属局部选穴,善能下气利咽,阳陵泉为足少阳胆经腧穴,功能畅利肝胆气机,取之以行肝胆滞气,也符合《内经》刺咽嗌介介如梗状,其一取阳陵泉的说法;另患者多兼情志改变,遵《内经》之法取心经之腧穴大陵以开心窍,调节情志;取肺经井穴少商,以治病程不长,气郁化火,留于肺之门户者。日久多属气虚气滞,痰湿交阻,当取足三里益气化湿,胃经中治痰要穴丰隆健胃化痰,肝经募穴期门加强行气化滞之功。

2. 平衡针

选穴 咽痛穴、肝病穴、胃病穴。

操作方法 选用0.30mm×75mm针具垂直刺入上述穴位2~4cm,快速进针,局部产生酸、麻、胀感后出针,不留针。

出处 笔者经验方案。

编者按 咽痛穴位于第二掌骨桡侧缘的中点,是平衡针治疗咽痛的特效穴位,以局限针感或向食指放射为佳,功擅消炎退热,镇静止痛,缓解咽部症状。

平衡针法长于缓解症状,本病是以主观症状为主,特别适用于本法治疗。

3. 揿针

主穴 天突。

配穴 天枢、足三里、阳陵泉。

操作方法 选用1.5~2mm揿针,留针72小时(夏天留48小时)。

出处 笔者经验方案。

编者按 本法适用于某些不愿进行针灸的患者。笔者在使用的过程中,发现该方案虽然看似刺激量小,但是方便、安全,且长时间的候气能达到最佳疗效。本病患者多情志改变,许多病人拒绝针刺,故尤为适合本法。配穴上,天突同体针,为局部取穴。辨证配穴,重在治气治痰,取穴以胆、胃二经为主。天枢运中焦,化滞祛湿,足三里补气祛湿,阳陵泉行肝胆滞气,合用以治痰气交阻。本法使用注意同喉痹。

(二)推拿导引疗法

操作方法 ①使用一指禅法、拿揉法、滚法等手法放松患者颈肩、背脊部; ②在患者胁肋部进行按旋走搓摩的手法操作; ③运用指针法点穴: 基本穴为天容、上廉泉、内关、合谷、中脘、足三里、阳陵泉、阳辅、太冲,若有兼证,辨证加穴,如肝气犯胃加梁门,肾阴亏虚加太溪,痰湿中阻加阴陵泉、丰隆等; ④弹拨患者颈肩、背脊部阳性反应点,对有颈椎、胸椎椎体小关节错缝者选择相应的扳法复位。

出处 《推拿配合刺络拔罐法综合治疗梅核气12例》樊云经验。

编者按 梅核气的治疗,多以行气开郁、化痰降逆、清利咽喉为原则,中医经脉学说认为"咽喉为经脉循行之要冲",在颈咽部直接针刺治疗,虽有效果,但病人对此有恐惧,难以接受。

樊云等根据经脉原理,改用穴位按摩,且使用一指禅、拿揉等手法放松患者颈肩、背脊部,以打通全身阳经,并在患者胁肋部进行按旋走搓摩的手法操作,以整体大面积疏通肝胆经络。

选穴上,选用天容穴可调咽喉部经脉,因心经"上挟咽",脾经"挟咽",肝经"循喉咙之后",故天容穴可疏肝理气,消火化痰;选取手厥阴之内关及足厥阴之太冲,有疏肝解郁、理气宽胸之效;上廉泉清咽利喉,行气活血,解郁化结,清咽利喉;合谷配太冲,称"四关"穴,为解郁特效穴,有理气行气之功;中脘可疏中焦之气;足三里为阳明下合穴,合治六腑,调理脾胃,益气健脾,两者相配,使气机运化、升降正常,气血运行无阻而奏奇效;阳辅和阳陵泉分别为足少阳的经合二穴,具有疏肝利胆和利湿之效,故治疗梅核气,效果较好。

(三)穴位贴敷

药物组成及制备 威灵仙10g,丝瓜络10g,蔓荆子10g,川芎6g,香附10g,薄荷3g,冰片2g,忍冬藤10g。上药磨成粉末状,混合均匀,以鲜姜汁调为膏状,放置容器内避光密封待用。

操作方法 取天突穴。于治疗时取一元硬币大小的药饼,常规碘伏皮肤消毒后,用脱敏橡皮膏贴于天突穴位。患者每天贴敷8小时,连续7天为1疗程,连续3~5个疗程。

出处 《中药敷贴治疗梅核气105例》王英波等经验。

编者按 咽部神经丰富,对各种刺激敏感,穴位敷贴可使药物直达病所,显著提高药物浓度。天突位于喉结下方,胸骨上窝的中央,为任脉阴维脉之会,有降气化痰、滋阴利咽之功。贴敷药物中威灵仙、忍冬藤、丝瓜络、香附、川芎其性走窜,可祛风、理气、通经络,威灵仙更有消骨鲠的功效。蔓荆子入肝、胃、膀胱经,疏散风热,清利头目。与薄荷共奏疏散风热、清头目、利咽喉、疏肝解郁之功。佐以冰片苦寒,有清热止痛、消肿之功,为五官科常用药。中药穴位敷贴借穴位与中药的作用于一体,共奏行气散结利咽之功效。

本法能疏肝解郁,理气化痰,清咽利喉,可有效缓解咽内异物感等症状,治疗效果好,并安全可靠,方便易行,值得进一步推广。

(四)其他疗法

饮茶方

方药 黄芪、厚朴、紫苏、合欢花。

用法 沸水分两次冲入,第一次用以冲开药物,待药物散开后再次加入沸水,闷烫5~10分钟即可饮用,可反复冲泡,至无味为止。

出处 笔者经验方案。

编者按 本法治疗梅核气操作方便,免去煎药之苦,但其力不及煎药,故适用于梅核气之病程短、证型单纯者。梅核气以"气郁"为基本病机,故治疗多从行气解郁入手,故药用厚朴、紫苏、合欢,而梅核气病程多较长,为防行气药使用耗伤正气,故以黄芪益气扶正。

参 考 文 献

1. 田勇泉. 耳鼻喉头颈外科学. 第8版[M]. 北京: 人民卫生出版社,2013: 128.

2. 王世贞. 中医耳鼻咽喉科临床研究[M]. 北京: 人民卫生出版社,2009: 209-210.

3. 李丁霞. 赵氏雷火灸治疗慢性咽炎的疗效观察[J]. 中国针灸,2002,132(S1): 135-136.

4. 张宏如,符仲华,顾一煌. 浮针治疗慢性咽炎31例[J]. 中国针灸,2013,15(03): 227-228.

5. 汪贺媛,胡敏霞. 咽炎膏贴敷天突穴治疗慢性咽炎1000例疗效分析[J]. 河北中医,1995,17(01): 24-25.

6. 姜树竹. 喉痹散外治风热喉痹54例[J]. 中国民间疗法,2002,10(08): 26-27.

7. 樊云. 推拿配合刺络拔罐法综合治疗梅核气12例[J]. 中医外治杂志,2005,05: 36-37.

8. 王英波,范军,梁润,等. 中药敷贴治疗梅核气105例[J]. 中医外治杂志,2013,22(06): 57.

乳　蛾

　　乳蛾是指以咽痛或异物感不适、喉核红肿、表面或有黄白脓点为主要特征的咽部疾病。西医急、慢性扁桃体炎等疾病可参考本病进行辨证论治。

　　本病的典型表现为: 咽痛,吞咽困难,或咽干痒不适,喉核红肿,表面黄白脓点,甚则腐脓成片,或者喉核黯红,触之有白色腐物自旁流出,以及可出现全身之恶寒、发热、头痛等症,日久扁桃体肥大,可发生刺激性咳嗽,甚至咽部堵塞感,呼吸、吞咽障碍,睡眠时打鼾等机械性症状。现代医学在对本病急性炎症期主要以抗生素治疗为主,慢性炎症期除部分需要手术的患者外,尚缺乏针对性的治疗手段。中医外治法治疗本病,在缓解症状、控制慢性炎症、提高患者生活质量、防止复发方面具有优势,已总结提出了许多有效方案。

历代医家非常重视乳蛾的外治,文献记载丰富,治疗手段多样。中医外治法治疗本病最早可追溯到唐代名医孙思邈,其《千金翼方》记载:"治咽中肿垂物不得食方,先以竹筒内口中,热烙铁从竹中拄之,不过数度愈。""肿垂物"即指肥大的扁桃体,距今已有一千三百多年的历史。明代陈实功所著《外科正宗》有"凡喉痹、乳蛾不针烙,此皆非法"的观点。历代有用针刺者,如《医学心悟》记载"乳蛾……以小刀点乳头上出血,立瘥……凡针乳蛾,宜针头尾,不可针中间",《外科心法要诀》"乳蛾……急用三棱针刺少商穴,出紫黑血";有用药物外用者如《太平惠民和剂局方》吹喉散,《类证治裁》碧丹、金丹、成吹药、追风散等方;另有《包氏喉症家宝》《焦氏喉科枕秘》记载的割治法、《外科正宗》记载的烙法、《外科全生集》记载的探吐法等,内容十分丰富。经现代发掘整理及广泛的临床试验,外治法对乳蛾的疗效得到了确认,操作也逐渐规范。

乳蛾的中医外治法治疗优势

本病发病率高,症状明显,易逐渐演变为慢性炎症,其病程缠绵,且并发症较多,对患者生命质量造成严重影响。目前,由于抗生素的滥用及耐药性的产生,使用抗生素治疗扁桃体炎,尤其是慢性扁桃体炎及其急性发作的疗效并不理想。

中医外治法治疗本病,不仅可以在炎症急性期快速消除炎症、缓解症状而无药物毒副作用,在炎症慢性期治疗中,较现阶段缺乏针对性药物、手术治疗适应证范围较窄等问题相比,亦能起到消除慢性炎症、保留扁桃体组织及其免疫功能的作用。据笔者经验，由于本病在幼儿发病率尤高，易反复发作，迁延发展为慢性扁桃体炎者对患儿生存质量及发育均有较大影响。西医对此多采用手术切除的方法治疗，但手术后扁桃体功能将永远失去，故对于患儿尤其需慎重。中医外治法的治疗重点在于既消除病灶、改善症状，又保存扁桃体功能，无疑这种方法更为合理。例如，笔者临床观察，使用烙法配合中药汤剂治疗小儿慢性扁桃体炎症，在3~5次治疗后患儿症状即可明显改善，随访表明复发率亦大大降低，而患儿扁桃体及其免疫功能得以保留，其方法较手术而言也更易被患儿及家长接受，值得研究推广。

乳蛾中医外治法注意事项

除在总论中提到的实施中医外治疗法相应的注意事项外，临证时须分清乳蛾是处于急性期还是迁延期，急性期以实热为多，迁延反复者则多虚证或虚实夹杂证。起病急骤者，应当以控制感染症状为主，目前中医针对急性期症状的缓解上主要采用内服汤剂，同时配合刺血等方法清泻热毒。在缓解期以减轻症状、防止复发、保留功能为主，外治法在此时起到更为重要的作用，同时在辨证论治的基础上处以中药汤剂，控制慢性炎症症状的效果较长期使用抗生素为佳。

同时，由于该病的发病部位近于呼吸道与消化道上端，可以引发下呼吸道感染，或由扁桃体过度肿大影响吞咽，尤其对低龄婴幼儿且感染引起全身症状较重者，应当迅速控制感染，避免发生危及生命的并发症。另外，乳蛾反复缠绵，可成为病灶，能引起局部及全身多种并发症，如喉痛、低热、痹证、心悸、水肿等，这些并发症较之乳蛾本身危害更著，甚至危及患者生命。故本病慢性迁延期亦当引起重视，采取综合方法加以治疗。

乳蛾临床常用中医外治法

(一)针灸疗法

1. 体针

实证 选合谷、曲池、大椎,配穴天突、少泽、鱼际;手法:用泻法,每日1~2次。

虚证 照海、鱼际、三阴交、足三里。手法:平补平泻法,留针20~30分钟,每日一次。

小儿石蛾 足三里、丰隆、血海、膈俞。手法:平补平泻法,留针20~30分钟,每日一次。

出处 笔者经验方案。

编者按 乳蛾的体针疗法首重分别虚实。实证者多属风热、火毒,合谷穴为大肠经原穴,属阳主表,宣泄气中之热,疏风散表;曲池为手阳明大肠经之合穴,疏风散热之功较强;大椎为督脉与三阳之会,功善泄热,是实热疾病的常用穴位。故在此基础上辨证配穴及局部取穴,可疏风清热解毒而治乳蛾实证。行针用泻法。

虚证者多属肺、肾等脏之阴虚或脾胃虚弱。照海为足少阴、阴跷脉之会,八脉交汇穴歌言"阴跷照海膈喉咙",善能治疗咽喉疾病;足三里为足阳明胃经的合穴,能补脾胃而引气下行,治疗脾胃不足之乳蛾,三阴交善滋阴降火,鱼际为手太阴肺经的荥穴,"荥主身热",故此穴具有清肺泻火,清宣肺气的作用。故诸穴合用可治乳蛾之虚证。行针用平补平泻法。

石蛾,指乳蛾较为坚硬者,本病小儿多发。小儿形气未充,脏腑柔弱,易为外邪所感,邪毒虽不盛,然常留滞咽喉,凝聚不散,肿而为蛾,故小儿乳蛾反复发作者可转为此病。本病病程长,病性虚实夹杂,虚以脾虚为主,实则见痰凝血瘀。笔者治疗小儿石蛾,取足三里强壮脾胃,以后天养先天,丰隆为足阳明胃经之络穴,功善化痰利湿,为治痰要穴;血海、膈俞均为治血要穴,其中血海为足太阴脾经输穴,功善祛瘀生新;膈俞为督脉穴位,是八会穴之"血会",乃一身营血汇聚之处,善于治疗血分疾病。故诸穴合用,功能强壮小儿病体,化痰行血散瘀,治疗小儿石蛾效果较佳。

2. 透天凉刺手三里法

操作方法　取手三里,单侧发病取患侧,双侧发病取两侧。选取2寸毫针,用提插捻转手法使其得气,然后按透天凉手法反复施术,直至穴位局部产生凉感并向咽部传导为佳。30分钟后起针,不扪针孔。1次/天,3次为1疗程,一般1~3次。伴高热不退者加大椎刺络拔罐,留罐10分钟。

出处　《透天凉手法针刺手三里治疗急性扁桃体炎45例》崔润强经验。

编者按　该方案适用于乳蛾之实热大盛者。"透天凉"针刺手法首见于《针灸大成·金针赋》,是在《内经》理论指导下,汲取了捻转补泻、提插补泻、迎随补泻及呼吸补泻等多种补泻手法精华,并以此为基础发展形成的一种复式手法,是针刺泄热手法之一。其机制可概括为"引阳(阳邪)出阴",通过针刺,引邪气或亢盛的气火外出,则阴气自复,产生凉感。手三里首见于《针灸甲乙经》,因其位于肘尖下三寸,且能治上中下三部之病,故名"三里"。以其功用而得名。此穴主治颇广,针感很强,疏通经络、消肿止痛的作用较好,历代医家常运用此穴治疗咽喉病等急慢性疾病。西医学认为针刺手三里有镇痛抗炎作用。本方法对针刺手法要求较高,采用手法使局部或远端出现凉感是临床取效的关键。

3. 蛾根、合谷配穴法

取穴　蛾根(位于颌下部,下颌骨内缘,当下颌角前下方1寸处)、合谷。

操作方法　令患者取坐位,常规消毒皮肤后,选用0.30mm×40mm不锈钢毫针,蛾根穴从下颌骨内缘3~4mm处进针,针尖向上垂直进针,进针后再向咽部斜刺25~35mm,提插出现明显酸胀感即可,不采用捻转及补泻手法;合谷穴采用急提慢按的提插泻法,配合快速、大幅度捻转手法。两穴均为双侧取穴,留针30分钟。每日1次,3次为一疗程。

出处　《针刺蛾根、合谷穴治疗急性扁桃体炎62例》强胜经验。

编者按　本法适用于急性乳蛾之属肺胃热盛者。咽喉为肺胃所属,风热邪毒循口鼻入侵肺系,搏结于喉核;或外邪塞盛,乘势传里,肺胃受之,肺胃热盛,火热上蒸,搏结于喉核;邪热搏结,灼腐肌膜,导致喉核肿大,表面出现腐物脓液形成乳蛾。蛾根穴属于新穴,虽然针灸专业书中多有记载,但罕见临床报道,查见王富春等编著的《新穴奇穴图谱》及张大千主编《中国针灸大辞典》均记载此穴,谓能解散咽喉壅聚之热毒。合谷为手阳明大肠经之原穴,大肠经与手太阴肺经在手部商阳穴相接,和足阳明胃经在面部迎香穴相接,施用泻法,针刺此穴,可起到清肺、解表、利咽和清泻阳明实热的功效。另外,本穴素有"面口合谷收"之说,为治疗头面、五官、口腔疾病的要穴。针刺本穴应注意不要伤及邻近的大血管等组织。

4. 舌三针法

主穴　舌三针。

配穴　外感风热型加曲池、合谷;肺胃实热型加尺泽、丰隆、内庭;肾阴不足型加鱼际、照海、太溪,均取双侧。

操作方法　患者取仰卧位,75%乙醇消毒穴位皮肤,采用一次性针具,舌三针定位以拇一二指骨间横纹平贴于下颌前缘,拇指尖处为第一穴,其左右各旁开1寸处为第二、三穴;针第一穴针尖向舌根方向直刺,儿童进针深度为0.8寸左右,成人为1~1.2寸;用捻转手法使针感向舌根或口腔、颊部放散。针刺舌三针之第二、第三穴时,进针应向中线及舌根斜刺。曲池、尺泽、合谷、丰隆、内庭用泻法,鱼际、照海、三阴交用补法,留针15~20分钟。每天1次。

出处 《针刺舌三针为主穴治疗乳蛾疗效观察》胡杨经验。

编者按 本法虚实乳蛾皆可治疗,属于局部经验取穴,缓解症状效果明显。除主穴外,临床应根据证型辨证配穴。

5. 上病下取法

取穴 照海、涌泉。

操作方法 患者取仰卧位,取双侧照海穴与涌泉穴,用1寸毫针刺照海穴,直刺0.5寸,平补平泻;艾条温和灸涌泉穴。每天1次,每次20分钟,7天一疗程。1疗程后,嘱患者每日洗脚后自灸涌泉穴(温和灸)20分钟,坚持3周,共治疗4周。

出处 《针灸治疗慢性扁桃体炎30例》崔世奎经验。

编者按 本法适用于肾阴虚所致虚火乳蛾。肾阴虚虚火上炎是慢性乳蛾的经典病机,也是临床常见证型。

照海、涌泉均为肾经腧穴,照海又是八脉交会穴,通阴跷脉,善治咽喉气塞肿痛诸症,其功能滋阴泻火;涌泉穴泻热开闭,益肾生津,灸涌泉穴能滋肾阴、清虚火。两穴合用能滋阴清热,调理阴阳,豁痰化癖,切合虚火乳蛾的病机。本法取穴简单而经典,是虚火乳蛾肾阴亏虚证的有效方案。

6. 腹针

取穴 急性:中脘、下脘、下脘旁、下脘下、双上风湿点、水分。慢性:气海、关元、天枢、大横、期门、章门、双下风湿点。

操作方法 患者仰卧,暴露腹部,根据患者的胖瘦选择30mm或50mm毫针,根据病程的长短决定针刺深度,垂直于皮肤进针,过皮后缓慢刺入至相应深度,进针时避开腹部的毛孔、血管,施术轻、缓,一般采用只捻转不提插或轻捻转、慢提插的手法。针刺时不强调"得气",不要求患者有酸、麻、胀感,留针30分针。同时,配合配合TDP照射腹部。

出处　笔者经验方案。

编者按　本法适用于小儿石蛾。笔者认为小儿石蛾治法当分急性期与慢性期,急性者多风热、湿热、热毒,慢性者以脾、肾先后天二脏虚损为本,气滞痰凝为主。

上方中,根据腹针"天地针"理论,中脘属天,位于神阙之上,主人体上焦、体表外部的疾病,双上风湿点深刺可驱头面、上焦风邪,专治上部感染;水分穴善化湿邪,用之以使痰湿下利;下脘、下脘旁及下脘下点深刺,激发督脉阳气;共同使用激发机体的正气,增强机体抵御外邪的能力,这也是薄智云教授腹针理论中咽喉的对应点,治疗咽喉疼痛有奇效,故能治疗石蛾之急性发作者。

关元属任脉穴,别名丹田,气海同为任脉经穴,二穴深刺调脏腑,有培肾固本、补益先天的作用;天枢、大横调理脾气,以资后天之本,充先天之精;章门、期门以行气通络;双下风湿点功擅降肺气、除肺热,又能祛除痰湿邪气,故取之以清热除痰,诸穴合用,可以治疗小儿石蛾之慢性迁延者。

笔者临床观察,因在腹部取穴,病儿多仰卧位,较为舒适,而腹部较其他部位脂肪丰厚,进针痛感低,故腹针治病具有体位舒适、无痛进针、安全性好、患者不易紧张、接受度好的特点,特别适合小儿之畏惧针刺疼痛及特殊体位无法长时间保持者,临床值得推广。

7. 平衡针

取穴　牙痛穴、肺病穴、泄热穴。

操作方法　选用0.30mm×75mm针具垂直刺入上述穴位2~4cm,快速进针,局部产生酸、麻、胀感后出针,不留针。

出处　笔者经验方案。

编者按　本法适用于乳蛾属急性者。牙痛穴位于耳垂前正中处(耳前下颌骨外缘凹陷处),是治疗各型牙痛的效穴,但据笔者临床使用,针刺该穴对缓解乳蛾疼痛十分有效,属对症取穴;肺病穴位于上臂伸直掌心向上,此穴位于前臂掌侧,腕关节至肘关节上1/3处,掌长肌腱与桡侧腕屈肌腱之间,是平衡针中治疗上呼吸道感染为主的特定穴,取本穴以解咽喉热毒;若伴有感染性发热,急取泄热穴退热降温治疗。

本法专用于乳蛾急性热证,是缓解症状的快速方法,若反复感染者,当另行辨证针对治疗。

8. 揿针

主穴　下颌角下0.5寸、合谷、鱼际(或列缺,交替使用)。

配穴　风池,曲池,大椎; 照海、太溪、三阴交; 足三里、中脘、天枢; 留针72小时(夏天留48小时)。

出处　笔者经验方案。

编者按　此法多适用于儿童乳蛾患者。揿针疼痛刺激小,且易于保留,患儿易于接受;且能长期保留于穴位,延长刺激时间,增强疗效;另外,揿针较埋线刺激量小,唯小儿脏腑轻灵,随拨随灵,故笔者临床观察,年龄越小,起效越快。

处方中,主穴为下颌角下0.5寸,是笔者治疗乳蛾病的经验效穴,能迅速改善乳蛾疼痛不适;合谷为手阳明大肠经之原穴,善通调气血,理气开窍,又为四总穴之一,善疗头面诸疾;鱼际与列缺均为手太阴肺经腧穴,善疏风泻热,宣肺通气,此二穴常交替使用。以上穴位为治疗乳蛾的常用配方。

配穴据辨证而来,乳蛾属风热者予风池、曲池、大椎疏风散热;

属肺肾阴虚者以照海配列缺止咽喉痛,太溪补肾滋阴,三阴交补诸阴,降虚火;属脾胃不足,气滞痰凝者以足三里中脘、天枢补脾健胃,行气化痰。诸穴合用,能治疗各型乳蛾。

9. 醍醐灌顶针法

取穴 廉泉、上廉泉、天突、气海、中脘、百会、大椎、咽安穴、涌泉穴。

操作方法 前数穴常规取穴。咽安穴针刺方法:用75%乙醇棉签对患者穴位局部皮肤及操作者手指消毒3遍后,用1寸无菌针灸针直刺咽安主穴,双手爪切进针,深度0.5寸,行提插捻转补法,以出现酸、麻、重、胀感为度。留针30分钟,中间15分钟行针1次,出针用补法。涌泉全程施灸法。每日1次,7天为1个疗程。

出处 《谢强"醍醐灌顶"针灸法治疗慢性扁桃体炎(阴虚型)的机制探讨》中谢强经验。

编者按 本法适用于虚火乳蛾。慢性乳蛾多虚实夹杂,病机多肺肾阴虚,津液不足,虚火上扰而为患。醍醐灌顶针灸法,功可交通任督、补益气血、升津降火。

醍醐灌顶针灸法,以廉泉、天突、气海、中脘等任脉腧穴为主,百会、大椎等督脉腧穴为辅;结合咽安(咽安穴为谢强教授经验穴,位于下颌角下缘颈侧部)、上廉泉局部取穴,意在"从阴引阳",交通任督。

针百会,一可清头面虚火,二能促进任督循环,升提津液;廉泉为处于任脉较高位的一个穴,针之可引动任脉精气流动,通过患者吸气时舌抵上腭,搭鹊桥,任督相接,与百会相呼应,阴阳感应促进任督经气交汇流通;天突在颈部,前正中线上,胸骨上窝中央,针此穴可宣利肺气,肺主宣发,利于任脉阴液上奉;气海穴能培补元气,以助阴液上承;气海与天突上下相配,共助任脉通达;中脘为胃募穴,能健脾和胃,脾胃功能旺盛,则气血充足、津液充沛,经脉中气血津液自然源源不断得以上奉供养五官清窍;大椎穴为督脉与手足三阳经交会穴,刺之能清泻脉中郁滞之虚火,防燥伤津,以使任督通畅,阴液得以正常运行。咽安穴为局部取穴,属阿是穴范畴,能直接刺激咽部扁桃体,具有疏理经气、消肿散结、利咽开窍的功效,能改善咽喉部微循环,以缓解扁桃体、咽喉黏膜及淋巴组织充血、肿胀、肥厚。上廉泉有滋阴润喉、疏通经络、引火下行的作用。最后,以艾灸涌泉穴疏通经络,引火下行。

全法补益气血,升津降火,临床使用时应注意嘱患者吸气时舌抵上腭搭鹊桥,沟通任督;若行针时口中津液上潮,应嘱患者徐徐咽下,效果更佳。

（二）按摩导引疗

擒拿法

操作方法 病人正坐在无靠背凳上,术者站在其背后,用两手从其腋窝下伸向胸前,并以食指、中指、无名指按住病人锁骨上缘,两肘压住其胁肋部,胸紧贴其背部,开始擒拿。两手用力向左右两侧拉开（沿锁骨到肩胛骨）,两肘臂和胸部将病人胁肋部及背部压紧,三方同时用力,使病人咽部松动。

出处 《中医耳鼻咽喉科临床研究》。

编者按 本法专用于急性乳蛾,尤适用于喉核肿胀、疼痛剧烈、吞咽困难、汤水难下、痰涎壅盛、口噤难开者,其目的是立即缓解症状,以便于患者吞咽,使药物及食物等半流质可及时喂给病人缓缓咽下。此种情况下,患者局部感染情况较重,应当在使用本法症状缓解后及时行补液、控制感染等治疗,以免耽误病情。

（三）穴位贴敷疗法

1. 咽扁贴穴位贴敷

药物 咽扁贴主要由青黛、射干、蒲公英、牛蒡子、冰片等按一定比例共研为末,和以温水或蜂蜜调制而成。

操作方法　中药(咽扁贴)贴天突穴,每日1次,根据年龄不同,每次贴敷2~4小时。患儿取坐位或卧位,微仰头暴露天突穴,清洁表面皮肤,待干,将药物用蜂蜜调成糊状,用自制成型器做成直径约1.5~2cm的小药饼,置于6cm×7cm自粘无菌敷贴之上,轻轻按压于穴位皮肤之上。急性期每日1次,每次贴2~4小时,连用7日,取时用温水浸湿敷料后轻轻取下,避免皮肤受损。

出处　《中药贴敷天突穴治疗小儿急性扁桃体炎临床观察》孙姝等经验。

编者按　本法适用于乳蛾急性期,使药物从皮肤吸收并刺激经络穴位,有利于解毒消肿,可快速缓解局部红、肿、痛的症状。

咽扁贴中青黛、射干、蒲公英、牛蒡子、冰片等中药均为清热解毒、利咽消肿、散结止痛类药物,其中牛蒡子性能发散,冰片辛香走散,透皮能力较好,宜于外用贴剂中使用。

选用天突穴,其隶属任脉,居位正中且高,靠近咽喉,外邪易由此侵袭人体,外敷药物于此穴易使药力沿任脉循行扩散,或夹咽,或循喉,或入喉。故天突穴给药,可使药力集中发挥于局部,避免分散,也避免了被消化酶破坏和肝脏灭活的过程,有效提高药物的利用率。

2. 釜底抽薪散贴涌泉法

药物组成　吴茱萸15g,胡黄连6g,胆南星3g,生大黄3g。

用量　5岁以内儿童每次6g,6~10岁儿童每次10g,10岁以上儿童每次12g。

操作方法　将以上4味药共研成细末,用瓶或罐装好密封。使用时用陈醋调成糊状,患儿睡前温开水泡脚,晚上睡熟后涂敷于涌泉穴即双足心(位于足前部凹陷处第2、3趾趾缝纹头端与足跟连线的前三分之一处)上,外用纱布包扎,并用胶布固定。次日晨起取下。每天1次,10天为1疗程。

出处 《釜底抽薪散穴位贴敷治疗小儿慢性扁桃体炎反复发作56例临床观察》刘晓辉、牛仁秀等经验。

编者按 本法专用于幼儿慢乳蛾。本方为釜底抽薪散,临床传统多用于治疗小儿口腔溃疡,方中吴茱萸、胆南星均为辛温热药,属"从治",吴师机《理瀹骈文》曰:"夫热证亦可以用热者,一则得热则行也,一则以热引热,使热外出也,即从治之法也。"用吴茱萸、南星,取其能散热行热,火郁则发之,《本草纲目》曰:"以茱萸末醋调,贴两足心……其性虽热,而能引热下行,盖亦从治之意。"《外治寿世方》曰:"治疗口疮及咽喉,用吴茱萸醋调敷两足心。"故知吴茱萸穴位贴敷具有引热下行之功效。大黄性味苦寒,长于下通,为大泻血中实热,通宣一切气,推陈致新;胡黄连具有清虚火之功效,二药各能清虚实之火。诸药合用,引气下行,气降火降,清上焦实火,治下焦浮越虚火,并起到引火归原的作用。

值得注意的是,据方案提供者经验,因小儿肌肤柔嫩,脏气清灵,外治之法,作用迅速。年龄越小,效果越明显,而对于成人扁桃体炎治疗效果不尽理想。

3. 蒜泥法

用药 大蒜一瓣。

操作方法 将一瓣蒜(紫皮蒜最好)捣成泥,放入直径为1.2cm、高度为0.3cm的凹槽中(片剂铝铂包装材料),于晚8点固定在合谷穴位处(大拇指与食指之间的凹陷处),第2天早8点取掉。

出处 《大蒜泥穴位贴敷治疗扁桃体炎38例临床观察》赵燕燕、丁良等经验。

编者按 本法可用于各型乳蛾。选穴合谷属手阳明经穴,属阳主表,取清走衰,宣泄气中之热,升清降浊,疏风散表,宣通气血,可治疗咽喉痛、发热等病症。大蒜性味辛温走窜,功能祛风散寒,行气止痛,是天灸常用药物。

使用本法,要注意在接触皮肤部位敷单层纱布以减轻大蒜对皮肤的刺激性;同时,若施术部位表皮起水疱,乃形成灸疮,不宜将其破坏,以达到长期刺激的目的。

笔者编入本法,在于此法效果明显的同时,取材较易,认穴方便,患者在家可自行操作施行,故录而以备临床各法之补充。

(四)其他疗法

1. 刺血+大椎刺络拔罐法

取穴　主穴:少商、商阳、关冲、阿是穴、大椎穴;配穴:天容、合谷、内庭、曲池。

操作方法　前三穴常规取穴,阿是穴取法:病人取仰卧位,充分暴露颌下部位,颌下颈两侧部位压痛明显点即是阿是穴(即扁桃体在体表的投影位置)。在压痛中心及左右两侧取三点,两点间隔5mm左右,使之呈"…"形状。以三棱针点刺放血数小滴,血少者可挤压出血数滴。均刺双侧双穴,每日一次,一般1~3次可愈。可选局部及辨证选取体针1~2个配穴,采用捻转手法,使针感向喉部扩散,留针10~30分钟。忌辛辣食物。

大椎穴刺络拔罐操作:选取皮肤叩刺针或2ml一次性注射针头浅刺大椎穴4~5下,选取适合的火罐迅速拔于穴位上,留罐3~5分钟,1~2日1次。

出处　笔者经验方案。

编者按　乳蛾,尤其是急性乳蛾,多因肺胃热塑,火毒熏蒸,或因气滞血凝,老痰肝火结成恶血,或因肝肾阴津亏损,虚火上炎,病发于喉核,即扁桃体而成,其病机总不离一"火"字。

刺血法又称刺络疗法,此法具有开窍泄热、活血、消肿等作用,对急性乳蛾及辨证属实证者最宜选用。笔者临床运用本法,取穴以肺、大肠表里经及三焦经的井穴为主,取其清泻本经、表里经及三焦邪热之功效；另局部刺血以迅速改变肿大的组织形态，达到立刻缓解症状的目的。另取大椎穴，为督脉穴位，功能泄热止痛，在此部位放血，意在快速清泻气分、血分的热邪，达到清热解毒、消肿止痛的目的。配穴可以体针辨证选取合谷、曲池、内庭等祛风散热，局部配合天容缓解症状，达到标本共治的目的。

附: 耳部刺血法

主穴　耳尖（将耳轮向耳屏对折时，耳廓上面的顶端处）、耳背静脉（选耳背最上面的一条静脉）。

配穴　曲池、合谷。

针刺方法　耳尖、耳背静脉点刺放血1~3滴；体温较高者加曲池针刺，直刺1寸；咽喉疼痛明显者加合谷针刺，直刺1.5寸，均用泻法，年长儿留针15分钟，婴幼儿不留针。

出处　《耳针为主配合体针治疗小儿急性扁桃体炎76例疗效观察》王会来、付淑文经验。

编者按　耳尖和耳背静脉放血因其具有疏通经络、祛瘀生新、镇静退热、消炎止痛的作用，故对由外感风热（或风寒化热），热中夹毒，热毒与气血相搏，循经上乘于咽喉引起的"乳蛾"，具有良好的治疗作用；配穴方面，因咽喉为肺之门户，且肺与大肠相表里，故再配合针刺手阳明大肠经的曲池、合谷穴，具有协同作用，达到降温止痛的作用。王会来等通过RCT观察得出，患者体温下降时间为8~12小时，扁桃体消肿时间为12~48小时，化脓病灶消失为24~72小时，全部病例均在3天内治愈，可以采信。需要注意的是，对耳廓、耳背行点刺之前，需要充分按摩耳部施术部位，使其充血，然后再行刺血疗法，才能使出血较易。

2. 啄治法

常用器械　无菌一次性塑柄手术刀12PCS,普通无菌压舌板。

定位　腭扁桃体。

操作方法

（1）病人端坐张口,儿童应有人固定头部。

（2）医生面对患者,左手持压舌板压住舌部,暴露扁桃体,不需麻醉。右手持扁桃体镰状弯刀,在扁桃体上做雀啄样动作,每刀深度为2~5mm,视扁桃体大小确定进刀深度,每侧3~5下,伴少量出血,以吐2~3口血为适度(约2~5ml)。同法做对侧扁桃体。

（3）3~4天1次,5次为1疗程。

出处　《啄治法治疗慢性扁桃体炎技术操作规范》刘大新经验。

编者按　在十二经脉中,有十条经脉直接通于咽喉处,余下手厥阴心包经和足太阳膀胱经也间接与咽喉相通,故咽喉局部治疗有通经活血、泄热开窍、消肿止痛的作用。本法即是通过对腭扁桃体进行啄治以达到治疗疾病的一种技术。本法以慢性乳蛾辨证属瘀血者最为适宜,急性组织肿胀期应避免使用。使用本法时,若扁桃体较大,需循序渐进,啄治由浅入深,先把部分隐窝打开,再逐渐入里;遇妇女月经期,啄治动作要轻柔,以防出血过多。

附: 开壅刺血法

操作方法　患者取坐位,张口,用压舌板压住舌体,暴露腭扁桃体,持自制特殊手术刀,在扁桃体上做点刺样动作,每刀深度2~3mm,每侧4~5下,伴少量出血,以吐2~3口血为适度,对侧操作同上,结束后以淡盐水漱口。每2天1次,5次为1疗程,一般不超过3个疗程。

187

出处 《开雍刺血法治疗儿童慢性扁桃体炎30例》宋晓等经验。

编者按 开雍刺血法是由啄治法演变而来,属于中医的特色外治疗法,是中医学的优势疗法,是以特制扁桃体手术刀在扁桃体上做雀啄样或向上挑刺的动作。本疗法通过多次的点刺、挑刺切开引流,开放扁桃体隐窝口,消灭隐窝内病菌,使分泌物排出通畅,淋巴回流通畅,利于炎症病灶祛除;又可以放血、疏导痹阻,共同达到使邪热外泄,脉络疏通,瘀血祛散之作用,临床对虚实夹杂之慢性乳蛾尤为值得选用。使用本法时应当注意点刺深度及范围,避免伤及邻近组织。对小儿使用本法时,应向患儿及家属说明吐出瘀血是治疗之正常情况,也是取效之关键,避免医患冲突。

3. 烙法

常用器械 自制烙铁:烙铁头为圆形,直径0.3~0.5cm,厚度为0.3~0.4cm,烙铁柄长度为20cm,直径0.2~0.3cm。压舌板、酒精灯、麻油。

操作方法 在腭扁桃体表面施烙。患者取坐位,端坐张口,面对施烙者,施烙者左手执压舌板,将舌压下,同时令患者发"啊"音,使软腭抬高,咽腔扩大,使扁桃体充分暴露,无需麻醉,即可施烙。以持毛笔手势持紧烙铁,施烙时,将烙铁在酒精灯上加热,将烙铁烧红后,持烙铁蘸上香油,迅速地送进口腔到咽部,对准扁桃体进行烧烙,不可过慢,以免时间延迟,热度降低,起不到烧烙作用,当听到烙铁烙到扁桃体发出"呲啦"声音后立即取下,不宜停留。施烙一次后,烙铁热度已降低,所蘸香油已烧尽,不宜再用,必须重新加热烙铁,蘸香油,重复施术。视扁桃体肿大程度,较大者按而烙之,较小者点而烙之,均不可停留。

疗程　　每次施术烙双侧扁桃各3~5次,隔2~3天施术一次,视扁桃体肿大程度,一般扁桃体Ⅲ°肿大者行8~10次,Ⅱ°肿大者5~8次。儿童酌量减少次数。

出处　　西南医科大学附属医院陈隆辉教授治疗方案。

编者按　　本法为笔者在西南医科大学附属医院学习时该院所介绍的经验方案。本法适用于乳蛾之属虚火及痰瘀互结者,西医的慢性扁桃体炎可参考本法进行治疗,尤以反复发作者最为适宜。以往对反复慢性扁桃体炎治疗常常以手术摘除为主,但随着学界认识的不断深入和免疫学的不断发展,许多学者对过多、过早切除扁桃体提出了异议,而且,手术禁忌证较多,患者接受程度差。

笔者临床运用本法多年,就临床效果看,本法不仅可以消除慢性炎症,改善临床症状,而且操作简单,患者无痛苦,无严格禁忌证,还可保留扁桃体免疫功能,适宜临床推广使用。使用本法时,为防止烙铁粘连组织而发生疼痛应配合麻油,以起到隔绝及润滑作用;施术过程中少量渗血属正常现象,局部再烙时即可止血;烙后局部形成假膜,患者可出现局部异物不适感,2~3天假膜脱落后可自行缓解。

参 考 文 献

1. 刘海涛. 烙法在中医外科临床应用[J]. 医药前沿,2013(13):20-21.

2. 王世贞. 中医耳鼻咽喉科临床研究[M],北京:人民卫生出版社,2009:130.

3. 崔润强. 透天凉手法针刺手三里治疗急性扁桃体炎45例[J]. 内蒙古中医药,2015,34(05):113.

4. 强胜. 针刺蛾根、合谷穴治疗急性扁桃体炎62例[J]. 中国针灸,2009,29(04):264.

5. 胡杨. 针刺舌三针为主穴治疗乳蛾疗效观察[J]. 广西中医药,2006,29

（01）：33-34.

6. 崔世奎. 针灸治疗慢性扁桃体炎30例[J]. 中国针灸, 2001, 21（06）：32.

7. 甘晨曦, 谢强, 邓玲玲. 谢强醒聩灌顶针灸法治疗慢性扁桃体炎（阴虚型）的机理探讨[A]. 中华中医药学会耳鼻喉科分会、中华中医药学会耳鼻喉科分会第十九届学术交流会暨贵州省中西医结合学会耳鼻咽喉分会第二次学术交流会论文汇编[C]. 中华中医药学会耳鼻喉科分会, 2013: 3.

8. 孙姝, 邹莹, 龚莉. 中药贴敷天突穴治疗小儿急性扁桃体炎临床观察[J]. 四川中医, 2012, 30（12）：120-121.

9. 刘晓辉, 牛仁秀. 釜底抽薪散穴位贴敷治疗小儿慢性扁桃体炎反复发作56例临床观察[J]. 四川中医, 2013, 31（01）：107-108.

10. 赵燕燕, 丁良. 大蒜泥穴位贴敷治疗扁桃体炎38例临床观察[J]. 中国民族民间医药杂志, 1998, 04（5）：45-46.

11. 王会来, 付淑文. 耳针为主配合体针治疗小儿急性扁桃体炎76例疗效观察[J]. 针灸临床杂志, 2003, 19（03）：12-13.

12. 刘大新. 啄治法治疗慢性扁桃体炎技术操作规范[A]. 2012年"中华中医药学会耳鼻喉科分会第18届学术交流会暨世界中联耳鼻喉口腔科专业委员会第4届学术年会"中西医结合耳鸣耳聋新进展学习班论文集[C]. 中华中医药学会耳鼻喉科分会、世界中联耳鼻喉口腔科专业委员会: 2012: 2.

13. 宋晓, 刘会杰, 喻深意. 开壅刺血法治疗儿童慢性扁桃体炎30例[J]. 中国中医药现代远程教育, 2015, 13（01）：69-70.

喉瘖、声疲

喉瘖、声疲是耳鼻喉科常见多发病，职业用嗓者多见，皆属于嗓音疾病范畴。中医学常用"喉瘖"统称所有的嗓音疾病，熊大经教授在多年的临床实践中发现很多嗓音疾病就目前本科学的教材或其他能查阅到的资料很难下一个准确的诊断。鉴于此,熊大经教授提出将新的病种"声疲"作为中医学对嗓音疾病的补充。尽管此二病种临床表现方式不同,但病因病机与辨证治疗原则部分相同,故将二者一并论述。

喉瘖是指以声音嘶哑为主要特征的喉部疾病。本病轻则声音不扬、变粗,重则声音嘶哑乃至失音。检查声带有充血肿胀、小结或息肉等器质性改变。根据起病有缓急、病程长短的不同,将喉瘖分为急喉瘖、慢喉瘖。主要包含西医的急性喉炎、慢性喉炎、创伤性喉炎、声带黏膜下出血、声带小结、声带息肉、喉关节炎、喉肌弱症、声带麻痹等。

声疲是指用嗓过度、用嗓不当或嗓音工作超过一定的时间和强度所致的以音质、音量下降为主要特征的嗓音疾病,也称嗓音疲劳。本病在喉部虽无器质性病变,多表现为职业用嗓者嗓音功能障碍,音质、音量、音色的异常。临床上以发音无力、不能持久为主要特征,患者常表现为说话费力、发音不能持久,嗓音易于疲劳等症状。在声疲的初期阶段,经过休息、静养之后,正气得以来复,声疲可暂时得以消除,声音一时性地恢复清澈、明亮;若迁延日久,正气亏虚日渐加重,即使及时休息、静养,其疲劳也无法消除,加之不正确用嗓,则易转为喉瘖。

随着生活方式多样化和人们生活频率的加快,本病的发病率越来越高。由于长期受到声嘶的困扰,患者的生活质量和精神方面都受到很大的影响,所以如何治疗本病已经成为摆在医生面前的一大问题。中医传统外治法也积极致力于寻求治疗喉瘖的有效方案。针刺、艾灸、穴位贴敷、耳针、耳穴、皮内针、针刀、噙化法、蒸汽或超声雾化吸入法、离子导入疗法、导引按摩等均被广泛地用于喉瘖的治疗。

　　古代医家对喉瘖的外治法，主要有吹药法、噙化法等。吹药法，如《外科正宗·卷之六》中治久嗽痰火暗哑的冰硼散。《寿世保元·卷六》载咽喉肿痛、生疮声哑或虚劳声嘶，危急之甚，用神仙通隘散吹喉中，立效，此法有祛邪利喉的作用。噙化法，如《备急千金要方·卷六》有治哑塞咳嗽方蜜丸含化，治咽喉干燥、咳嗽语无声音等方;《外科正宗·卷六》载治肺气受伤，声音嘶哑，或久咳嗽伤声用清音噙化丸;《万病回春·卷之五》中治声哑咽喉干燥的噙化丸，治声音的响声破笛丸，均有润喉开音之效。此外，《肘后备急方·卷三》记载了治瘖外用方，如治卒不语方，以苦酒煮瓜子，薄颈一周，起到祛邪开音的作用。《理瀹骈文·外治医说》还载有用清肺膏贴胸部，治肺病并失音；用补肾药为主油煎贴脐下，治肾虚失音，纳气归肾。古代医籍记载针灸治疗喉瘖的文献也较多。如《灵枢·寒热病》载"暴瘖气哽，取扶突与舌本出血"。《灵枢·经脉》载针刺通里、丰隆，《灵枢·忧恚无言》载针刺天突等治喉瘖，开针刺治喉瘖的先河。《备急千金要方·卷五下》最早记载灸法治喉瘖，如灸天突五十壮治瘖。《针灸甲乙经·卷十二》载穴较多，如脑户、风府、天突、天鼎、支沟、瘖门、通谷、期门、合谷、涌泉、阳交、温溜、曲池等。《针灸大成·卷八》载间使、支沟、灵道、鱼际、合谷、阴谷、复溜、然谷等穴位。《针灸甲乙经》和《针灸大成》所述用穴，沿用至今，验之有效，仍然指导临床。古代医籍尚可见到应用导引法治疗喉瘖的记述。早在唐朝《乐府杂录》中即记载有"善歌者先必调其气，氤氲自脐间出"的嗓音呼吸保健法。至明代《保生秘要》首次记载了运用导引法治疗喉瘖:"失声导引法，心头推开至脐，想肾水升至肺润之，呼吸归丹田，以调其息。"现代练声的调息法、丹田气发声法即源于此古法。《红炉点雪·卷四》记载了水潮除后患法:"平时睡醒时，即起端坐，凝神息虑，舌抵上腭，闭口调息，津液自生，分作三次，以意送下，此水潮之功也。津既咽下，在心化血，在肝明目,在脾养神,在肺助气,在肾生精。"

喉瘖、声疲的中医外治法治疗优势

喉瘖是以声音嘶哑为主要特征的喉部疾病,常常伴有声带黏膜的增生肥厚,或形成声带小结和息肉等慢性炎性改变。目前西医学除对声带小结和息肉采取手术摘除的方法外,对其他病变行之有效的治疗方法较少,主要以喉局部药物(抗生素、激素)雾化吸入及声音休息为主,由于喉瘖主要是非细菌性炎症,故取效甚微,且有一定的毒副作用。传统外治法是中医的特色与优势。临床常应用中药雾化吸入治疗本病,很符合"上焦如雾"的生理特性及"治上焦如羽,非轻不举"的治则。选用气清芳香、疏利咽喉之品,采取雾化吸入给药法,能直接、均匀、广泛地弥散作用于咽喉、支气管黏膜和肺泡,有利于局部吸收,迅速形成局部浓度,并且由于黏膜和肺泡的迅速和广泛吸收而进入血液循环,不仅能改善局部炎症而且可作用于全身,用药量少,副作用少,生物利用度高,具有量小、速效、高效、安全的优点。针灸疗法是自然疗法,针刺时通过调整进针深度和手法,可引起血管的舒或缩、腺体分泌的低或亢,以及咽喉部肌肉松或紧,对机体的再平衡产生较好的调整和治疗作用。尤其是针刺喉周局部穴位对喉的针感更加强烈、作用更加直接,有改善喉及声带炎症及改善发声功能的作用。因此,喉瘖无论是暴喑还是久喑,中医药治疗均有优势,在辨证内服中药的基础上,配合针灸及中药雾化吸入等治疗,必要时配合嗓音训练,对各种类型的喉瘖临床疗效较满意,且安全无毒副作用。

声疲在喉部并无器质性病变,西医学治疗手段单一,效果欠佳,主要进行发音治疗纠正不良发音行为。中医治疗本病有其独特的优势和特点,以整体观念为指导思想进行辨证论治,治疗以扶

193

助正气、避免疲劳、护嗓利喉防病为法,同时亦注重中医调护,通过休息、保健和改进发声方法使嗓音恢复。因此,中医药在改善声音质量、减轻发声疲劳等发面有比较明显的优势。

喉瘖、声疲中医外治法注意事项

临证时应注意以下几点:①小儿暴喑病情常比成人重,尤其是2岁以下的小儿,易致急喉风,应引起重视;②喉癣、喉瘤、喉菌等疾病也可出现声嘶,应注意与喉瘖鉴别;③喉瘖患者大多性情急躁易怒,讲话声高语急,致声带摩擦而损伤不断,应注意心理疏导,指导患者加强性情修养做到心平气和、讲话平和,有助于恢复;④早期应配合声音休息治疗是关键,若不能及时或彻底治疗,则迁延难愈;⑤本病若伴有声带息肉或声带小结者,若经系统的中医治疗3个月以上不愈,可考虑手术摘除;⑥针刺选穴,在辨证取穴的基础上,应重视寻找贴近喉部的新刺激点(如人迎、扶突等),但要注意避开颈动脉、颈静脉。

喉瘖、声疲临床常用中医外治法

(一)针灸疗法

1. 体针

主穴　天突、人迎、扶突、天窗、天容、天牖、天柱、风府。

配穴　肺肾阴虚者,加太溪、照海穴;肺脾气虚者,加足三里、三阴交穴;血瘀痰凝者,加丰隆、血海穴。

操作　实证者用毫针泻法。虚证者用补法。

出处　笔者经验方案。

编者按　七次脉出于《灵枢·本输》:"缺盆之中,任脉也,名曰天突。一次,任脉侧之动脉足阳明也,名曰人迎;二次脉,手阳明也,名曰扶突;三次脉,手太阳也,名曰天窗;四次脉,足少阳也,名曰天容；五次脉，手少阳也，名曰天牖；六次脉，足太阳也，名曰天柱；七次脉，颈中央之脉，督脉也，名曰风府。"

七次脉是手足三阳经与任脉、督脉在颈部的穴位，依据《灵枢·根结》理论，七次脉中手足三阳经乃所入之穴，入有"进入""深入""合入"之意，六阳经从从其络穴发出，向内深入，沟通表里气血经络的联系。其中天突具有宣化肺气，利咽开音之功；人迎、扶突为阳明经之腧穴，具有治疗咽喉肿痛的作用，两穴并用，有清利咽喉、活血化瘀之功效；天容有通窍理气，清热散结；天牖能通经活络，清头明目；天柱能安神志，风府有祛风邪、利关节、开音之功。针刺喉局部穴位使针刺作用更加直接，从而发挥针刺的良好双向调节作用，以改善喉及声带炎症及发声功能。通过局部取穴与远端取穴相结合治疗慢喉瘖疾病临床多有报道，效果满意。

谢强教授采用平衡康复疗法对声带息肉围手术期治疗，发现围手术期中医平衡康复疗法结合电子喉镜手术治疗声带息肉优于电子喉镜手术结合药物治疗。其平衡康复疗法为：术前均予以"开音1号"和"开音2号"穴、内关穴、三阴交穴针刺，每日1次，每次20分钟，以舒郁安神、疏利咽喉；术后予以"开音1号"和"开音2号"穴、合谷穴、足三里穴针刺。每日1次，每次留针20分钟，10天为一个疗程。开音1号穴（位于人迎穴向喉腔方向旁开1.5cm），朝甲状软骨后缘杓会厌皱襞处斜刺1.5~2cm，开音1号穴与人迎穴相邻，更接近喉局部，属足阳明经循行区域，阳明经"多气多血"，配合远端合谷穴能疏通经气、调和气血、清阳明郁热，而达消肿、散结、利喉开音之效。且声门区淋巴丰富，汇集于杓会厌皱襞。故针刺开音1号穴朝杓会厌皱襞斜刺有清除声带充血水肿、肥厚而达到散结开音的显著作用。"开音2号"穴位于水突穴向喉腔方向旁开0.5寸处，足阳明胃经循行区域，其穴下为环甲关节处。谢强教授认为多为年老体弱,宗气不足,加之用嗓不当,耗伤宗气,喉肌充养无源,声门鼓动无力,故治疗应遵循"人以胃气为本"的古训,注重在足阳明胃经区域选穴。而开音2号穴和足三里穴均位于足阳明胃经循行区域,且其下为环甲关节处,阳明经"多气多血""脾主肌肉",而脾胃互为表里,故针刺开音2号穴朝环甲关节处斜刺配合远端足三里穴能活利关节,益气壮肌。据国外学者近年研究发现,在喉侧缘环甲关节处分布有丰富的机械感受器,当刺激这些感受器时,能对声带运动进行再调节。

2. 揿针

局部取穴　喉三针:"亮音"穴(位于前正中线上,甲状软骨与环状软骨之间,喉结最高点正下方的凹陷中,即环甲膜正中)、双侧人迎穴。

全身取穴　辨证取穴:风寒袭肺者,配合风池、风府、合谷;风热犯肺者,配合大椎、合谷、鱼际;肺热壅盛者,配合肺俞、天府、大椎;肺肾阴虚者,配合三阴交、照海、肺俞;肺脾气虚者,配合关元、足三里、肺俞;血瘀痰凝者,配合谷、膈俞、丰隆。若同时伴有鼻塞、流涕、喷嚏等表证症状,则加用风池;若伴失眠、梦多、烦躁等心神不宁症状者,则加神门;若伴胃胀、纳呆、胃痛等症,则加中脘。

操作方法　消毒局部皮肤,解开密封盖纸,直接刺入皮肤,贴紧胶布即埋针完成。可保持3天,期间每天揉按揿针3~5次,以加强刺激,3天后即可自行取下,待下次就诊时再次埋入揿针。

出处　笔者经验方案。

编者按　笔者临床对于慢喉瘖、声疲的治疗,立足于"痰、瘀、虚",往往分阶段、针药合用治疗,创新性地提出局部、全身辨证,埋用新型揿针治疗相结合,取得了良好的临床效果。咽三针由亮音

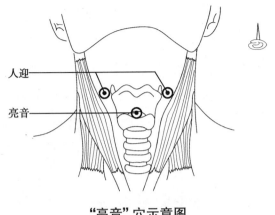

"亮音"穴示意图

穴和双人迎组成,其中亮音穴位于任脉之上,"任脉者,起于中极之下,以上毛际,循腹里,上关元,至咽喉,上颐循面入目"。任脉乃"阴脉之海",诸阴经均循经咽喉,故可调理诸阴经之气血运行,气血调达而咽喉濡养如常。《灵枢·忧恚无言》言:"会厌者,声音之户也。"又言:"会厌之脉,上络任脉,取之天突,其厌乃发也。"笔者临证后认为,亮音穴解剖位置更靠近会厌和声带,较天突、廉泉等穴更能够调理局部气血,使声带气血复常而音声能出。人迎穴是足阳明胃经上入穴,位于喉结旁开1.5寸,在胸锁乳突肌前缘,颈总动脉后,左右各一,加上"亮音"穴,有局部围刺之意,促进局部气血运行流通。其病因以痰、瘀、虚为主,故在全身选穴上,最基本的选穴主要考虑痰、瘀、虚的孰轻孰重,痰瘀重者主要配以合谷、膈俞、丰隆,合谷为手阳明大肠经原穴,可治头面五官诸病;丰隆是足阳明胃经之络穴,具有理气化痰,是治痰之要穴;膈俞是背俞穴之一,"血会膈俞",膈俞是治疗诸血证之要穴;虚重者主要配以关元、气海,关元位于任脉,为小肠之募穴,可治元气虚损诸证,亦是全身重要的强壮穴位;气海亦是任脉上穴位,主治诸虚不足之症。若痰瘀虚实均者,则关元、合谷同用。若患者同时伴有鼻塞、流涕、喷嚏等表证症状,则加用风池;若伴失眠、梦多、烦躁等心神不宁症状者,则加神门;若伴胃胀、纳呆、胃痛等症,则加中脘。总之辨证而取之。局部取穴与全身取穴相结合的方法,临床实践证明,这种选穴更能够有效地促进声带局部的气血运行;患者每日揉按揿针3~5次,使针刺持续发生作用。且新型揿针,针小而短,于亮音穴、人迎穴局部使用安全,疼痛轻,减少患者的恐惧与晕针的风险。

3. 针刀

主穴　百会、廉泉、上廉泉、扶突、人迎、水突、翳风。

配穴　若风寒之邪凝聚于喉,致声门开合不利,需配合曲池、合谷、风池、哑门、翳风等穴祛风解表,宣肺散寒;若肺肾虚损,气阴两伤,咽喉失于濡养,需配合尺泽、照海、太溪、复溜、太冲、合谷、三阴交等穴,以滋肾益肺,生津利咽。

操作　采用针刀补法,留针30分钟,隔日治疗1次,5次为1疗程。若效果不明显,1疗程后采用针刀刺激廉泉以加强刺激量,治疗15次后患者症状可改善,再治疗10次巩固疗效。

出处　《郭长青教授运用针灸疗法治疗喉喑》中郭长青经验。

编者按　郭长青教授认为治疗喉瘖疾病时首先要明生理,辨经络,治疗强调局部选穴结合辨证取穴,重视升提清气,对于难愈性及病程较长的疾病采用针刀代替毫针治疗,增强刺激量,可取得较好的疗效。咽喉是经脉循行之要冲,与五脏六腑、十二经脉关系密切,是司饮食、行呼吸、发声音之器官。首先喉属于手太阴肺经,又为手、足阳明经,手、足少阴经,手、足厥阴经等经脉所过。此外,喉咙尚为任脉、阴跷脉所过的部位。可见,本病的发病可与多条经脉相联系,故临床辨证时不可单于局部论治,亦须根据相兼症状,注意与所属经络联系。故咽喉是经脉循行交会之处,脏腑经脉之病变易反映于咽喉。因此,治疗上需注意局部与整体之间的关系,这有助于临床治疗时选择穴位。人迎穴为足阳明、足少阳之会,位于颈部动脉应手处,有理气开痹,通脉利咽之效,主治咽部疾病,水突穴、扶突穴均位于咽喉两侧,亦有利咽宣肺之功。廉泉穴乃阴维脉、任脉之会,任脉上行经咽喉,阴维脉上达咽喉及舌根,加之该穴位于喉结上方,故为治疗喉瘖的要穴之一,有清利咽喉,通调脉络之功。上廉泉,在廉泉正上方,与廉泉功效相似,有利咽开窍之功,可以加强疗效。此外,局部取穴有改善局部血液循环,起到消炎祛瘀通络之效。郭长青教授认为,根据中医对于发音生理的认识,本病与人体气虚下陷有很大的关系。故在选穴上,常选择百会穴以升提清气。百会穴为诸阳之会,是督脉与足太阳膀胱经、足少阳胆经、手少阳三焦经、足厥阴肝经的会穴。百会穴又为强壮穴之一,有升阳固脱的功能,对气虚下陷有极好的升提作用,可以使人体气血趋于条达平衡,使一身之阳气复原。故在治疗上百会不仅可以升提阳气,固表实卫,而且可以贯通督脉、膀胱、三焦及肝胆各经,所以虚实寒热所致喉瘖皆可以选择该穴。郭长青教授指出,毫针是针灸临床上的主要针具,但由于毫针直径较小,即使选穴准确,对于一些沉病痼疾也难以达到满意的刺激量,不能收到预期的效果。故临床上,郭教授对于一些难愈性疾病常选用针刀治疗以达到加强刺激量的目的。

4. 耳穴疗法

取穴　第一组取一侧扁桃体、咽喉、肺、肾;第二组取另一侧的神门、耳尖、轮1~轮4、肾上腺;两组同时取用,双侧耳穴交替使用。

操作方法　常规消毒后,选用28号0.5~1.0寸毫针,采用浅刺、斜刺法,留针30分钟,留针期间行针2~3次,均用中等刺激手法针刺,捻转幅度2~3圈,捻转频率为每秒2~4个往复,每次行针5~10秒钟。每日或隔日治疗一次,10次为1个疗程,疗程之间休息2天。

耳穴贴压法取穴同上,主穴操作方法:用王不留行籽进行贴压,患者每天行按压3~5次,每个穴位每次按压2~3分钟。隔天更换一次,双侧耳穴交替使用。

出处 《五官科疾病针灸治疗学》李艳梅经验。

编者按 耳穴疗法通过物理疗法刺激耳穴,调节神经体液系统作用于声带,散结开音,故取得满意的临床效果。笔者认为,临床上少数病人不愿服药,本法避免了服药之烦琐,材料易得,操作简单方便,无任何毒副作用,不失为治疗喉瘖的一种较好方法,值得在临床上推广应用。

5. 揿针+埋线疗法

主穴 "亮音"穴(位于前正中线上,甲状软骨与环状软骨之间,喉结最高点正下方的凹陷中,即环甲膜正中)、双侧人迎穴。

配穴 风寒袭肺者,配合风池、风府;风热犯肺者,配合大椎、鱼际;肺热壅盛者,配合肺俞、大椎;肺肾阴虚者,配合三阴交、照海、肺俞;肺脾气虚者,配合关元、足三里、肺俞;血瘀痰凝者,配膈俞、丰隆。若同时伴有鼻塞、流涕、喷嚏等表证症状,则加用风池;若伴失眠、梦多、烦躁等心神不宁症状者,则加安眠;若伴胃胀、纳呆、胃痛等症,则加中脘。

操作方法 在主穴予以0.9~1.2mm揿针埋针,其余穴位在严格无菌操作下,消毒局部皮肤,将长短合适的2号羊肠线放入9号埋线针中,直接刺入皮肤,推出线埋入即可。可保持半个月,埋线期间的第一天,埋线部位不能碰水。

出处 笔者经验方案。

编者按 穴位埋线疗法自20世纪60年代被提出后,经过不断临床实践,现在应用于多个学科,是一种结合多种疗法、多种效应于一体的复合性治疗方法,将医用羊肠线植入相应腧穴,通过羊肠线对腧穴的长期持续刺激作用,提高腧穴的兴奋性和传导性,达到良性、双向性调节的目的。具有操作简便、创伤小、刺激强、作用持久、不良反应少等特点,其通过调理人体脏腑、阴阳达到预防和治疗疾病的目的。人迎、亮音穴治疗嗓音疾病有奇效,但是由于部位特殊,实施针刺、埋线,一是治疗风险较高,二是患者恐惧紧张,改用揿针治疗,一方面可以通过持久穴位刺激达到治疗目的,另一方面,又可以降低治疗的风险。所以临床中笔者往往配合使用。

(二)按摩导引

1. 喉部周围按摩法

取穴部位 重点在人迎、水突穴、局部敏感压痛点及咽喉部三条侧线: 第一侧线: 喉结旁开1分处直下; 第三侧线: 喉结旁开1.5寸直下; 第二侧线: 在第一、第三侧线中间。

操作方法 患者取坐位或仰卧位,医者先于患者咽喉部三条侧线用一指禅推法或拿法,往返数次,也可配合揉法,然后在人迎、水突穴及敏感压痛点处采用揉法。手法宜轻快柔和,不可粗暴用力。

出处 《中医耳鼻咽喉科学》熊大经所介绍的经验方案。

编者按 此法适用于喉瘖属肺脾气虚者。推拿是中医传统有效的治疗手段,该疗法具有疏通经络,通畅气血,加强人体新陈代谢的作用。咽、喉、口腔等发声器官,为经络循行交会之处,咽喉可借助于这些经脉与全身脏腑、气血、津液发生联系,以维持咽喉的正常生理功能。治疗可达到经络通,气机畅,声道无阻,声音响亮的目的。人迎、水突穴是体表与经络、脏腑相连通的点,是机体气血流注之处,两者皆属足阳明胃经,效能调气血,利咽喉。可治疗"颈肿喉痹""喉痹卒喑"。解剖学研究表明,人迎、水突穴在颈阔肌中、胸锁乳突肌前缘,旁有甲状腺上动脉、颈总动脉、颈动脉窦和颈内、外动脉,分布有颈皮神经、面神经颈支,深层有颈交感神经干、舌咽神经的窦神经,后外有舌下神经降支及迷走神经。研究发现,穴位的作用与其所处部位的解剖结构和生理功能密切相关。人迎、水突穴解剖结构的复杂性和特殊性,决定了其具有重要的临床应用价值。临床上针刺、推拿人迎、水突穴可治疗心血管疾病、消化系统疾病、内分泌系统疾病、颈部疾病、咽喉疾病等多种疾病。慢喉瘖常因发声不当,用声过度,造成声带黏膜充血、水肿、肥厚,喉肌疲劳。通过推拿治疗一则宣通经气,舒展筋脉,使人体气血、经络运行通畅,经络通,气血和,则气机畅,声音扬;二则可以减轻疼痛,放松喉部肌肉及躯体上的肌肉,以缓解颈及喉部周围肌肉的痉挛,使喉部放松、位置降低。喉部推拿法,常用的方法是以推、拿、揉、按、点为主,手法要求轻快柔和,避免粗暴,以防用力过猛而损伤喉部小关节。

2. 导引法

操作方法　睡醒后端坐,舌尖抵上腭,闭口,调整呼吸,待口内生满津液后,分三次用意念慢慢咽下。

出处　《中医耳鼻咽喉科临床研究》王士贞等介绍的经验方案。

编者按　方案适用于久瘖肺肾阴虚者。此法有清降火热、润养脏腑及利喉清音的作用。

(三)穴位贴敷

药物　白芥子5g、细辛3g、桔梗1g、干姜2g。

操作方法　共为末,蜂蜜水调敷,取肺俞、膈俞、大椎、膻中、天突、颈百劳等穴;在伏九期间,一九(伏)、二九(伏)、三九(伏)分别贴一次,每个穴位敷贴后停留4~8小时,如果起疱则立即取下,予相应处理。

出处　笔者经验方案。

编者按　喉瘖的发生是内外因素相合所致,内因为脏腑虚损,咽喉声带失于温煦滋养所致,外因多为用嗓不当,用嗓过度所致。

因此,在伏九天进行敷贴治疗,可以调节阴阳,改善患者体质,从而防止或减少其发生。方中白芥子气温,无毒。入肝、脾、肺、胃、心与胞络之经。能去冷气,安五脏,逐膜膈之痰,利窍明目,逐瘀止疼,也是天灸的主药;《雷公炮制药性解》言细辛"入心、肝、胆、脾四经",细辛能祛风,散寒,行水,开窍,两药合用能驱头面之风邪,配以干姜温中,桔梗载药上行以达病所。对于中焦虚弱所致者,笔者常以伏九贴配合治疗。

(四)其他疗法

1. 雾化吸入

操作方法 银莩清肺口服液(成都中医药大学附属医院院内制剂)3ml(10ml/支),雾化吸入,每次10ml,每疗程3次,连续进行,每次15分钟。

出处 成都中医药大学附属医院耳鼻喉科经验用法。

编者按 此法适用于喉及声带充血或肥厚增生,附有黏液者。药物组成: 银莩清肺口服液为成都中医药大学附属医院院内制剂,其组成方药主要为: 金银花、莩苈子、法半夏等。方中诸药共奏清泻肺热,祛痰开音之效,可用于肺热壅盛型喉瘖的雾化吸入治疗,对于促进患者症状的改善及嗓音功能的恢复作用显著。配合地塞米松,其具有较强的抗炎、抗过敏抑制结缔组织增生,减轻组织水肿,减少渗出的作用。因此法简便且见效快,常作为治疗喉瘖的辅助方法。

2. 刺血疗法

操作方法 取穴耳尖或少商、商阳、中冲、十宣,然后以0.35mm毫针或者注射针头点刺,每次点刺2~3处,每处3~5滴为宜,过少则邪泄不畅,过多则伤正气。

出处 笔者经验方案。

编者按 此法适用于喉瘖属热证者。清代程国彭《医学心悟·咽喉》有"咽喉肿痛胀塞,红丝缠绕,故名缠喉风……更有肿在喉里,针法难施,急于手少商穴出血,则喉花自开……"的记载。明代赵献可在《医贯·喉咽痛论》中亦指出治疗咽喉疾患"古方有刺少商穴法,甚好"。可见古人对放血疗法治疗急性咽喉疾患已有相当多的临床经验。笔者验诸临床,效果很好。

3. 热敷

操作方法　把毛巾用温热水浸透后拧干敷在颈部,温度以不烫伤皮肤为宜,反复数次。

出处　《中医耳鼻咽喉科学》熊大经介绍的经验方案。

编者按　此法可促进喉部血液循环,消除疲劳,减轻练唱后喉部不适。

4. 发音训练

操作方法

(1)声带放松训练:包括平调、升调、降调和转调持续发"嘟"音,直立位,双脚左右分开,两脚间距30cm,双手自然下垂,气流由肺部发出,双唇振动并带动声带振动,以有效地放松喉内肌群。

(2)生理呼吸训练:生理呼吸训练是通过不同的体位在舒适的状态下进行,让患者体验呼吸"暂停"的过程,帮助患者建立正确的生理腹式呼吸方式,使患者能够充分利用呼出气流进行有效的发音活动。

(3)哈欠叹息训练:将声道张得最大,咽缩肌放松并且收缩舌骨上时,肌肉就能产生吸气式哈欠。呼气式叹息也是将声道张大,咽部扩得最大,黏膜表面有点凹陷和不规则。患者通过该方法能体会到怎样才是"舒适"的发声,以及很放松的声音。

发声训练每天1次,每次30分钟,10天为1个疗程。

出处　《言语障碍的评估与矫治》黄昭鸣、杜晓新介绍的方案。

编者按　王飞等采用药物结合发音训练治疗功能性发音

障碍患者,发现综合治疗组疗效在基频微扰、振幅微扰和标准化噪声能量三个参数变化明显优于纯用药物组。肖晓莲等在治疗歌唱者发声障碍时,及时合理的系统发声训练配合药物治疗可获得明显改善症状的效果。梅祥胜教授对于慢性单纯性喉炎患者,在治疗时,通过发声训练配合药物治疗,也能获得良好效果。

梅祥胜对于用嗓过度导致的发生障碍患者提倡科学发生矫正治疗,其主要内容有四:①凸腹凹腹气息练习:自然站立,双目平视,肩、胸、双臂放松,即肩、颈、下颌和喉部肌肉放松,双手重叠,掌心放在"丹田穴"(脐下3寸)位置。呼气时脐及脐下方用力向内凹陷,吸气时脐及脐下方用力向外凸出,每分钟呼、吸各16次。每天练习20分钟,连做1周。②凸腹控制横膈膜练习:自然站立,吸气时脐及脐下方用力向外凸出,然后保持此状态发"嘶"声,要求缓慢、清晰,与此同时,脐及脐下方仍要保持外凸状。气息用完后,口鼻同时吸气再开始发"嘶"。要求每次发"嘶"要保持30秒,每天练习20分钟,连做1周。③快速呼吸练习:自然站立,将凸腹凹腹气息练习快速化,即每分钟呼、吸各50次,每次练习1分钟,每天练习5次,连做1周。④放松舌根喉部肌肉练习:自然站立,上身前倾,双手掐腰。嘴张大,舌头自然伸出口腔外,以颈椎为轴,轻轻摆动头部,从而带动舌体甩动,以舌边碰到左右嘴角为度。每次练习1分钟,每天练习5次,连做1周。注意:有严重颈椎病的患者禁做此练习。⑤诵读发声练习:在前4种练习完全掌握的基础上,进行实际发声运用练习。先选择五言唐诗,慢慢诵读,体会由气息发声的感觉;再进行七言唐诗、散文、报刊文章的诵读,语速逐渐加快,以接近或达到正常人交流的语速标准。每次练习20分钟,连做1周。科学发声的矫正治疗对于无明显器质性病变者疗效最佳,慢性喉炎、声带小结保守治疗者经1个疗程训练性矫治后即开始起效,声带手术后需2个疗程后起效。对于嗓音疾病能够起到规范发声行为、保护声带功能、促进嗓音病康复、减少嗓音病复发的重要作用。

参 考 文 献

1. 蔡青,谢慧.熊大经教授治疗声疲验案举隅[J].中医眼耳鼻喉杂志,2011,4（1）: 236-237.

2. 王芳,谢强.谢氏围手术期平衡康复疗法对声带息肉/小结围手术期的干预研究[J].中医耳鼻喉科学研究杂志,2011,10（2）: 53-55.

3. 王启,谢强,陶波.谢强针刺开音1号穴治疗声带小结经验的临床研究及声学分析[A].中华中医药学会耳鼻咽喉科分会第十二次学术研讨会暨嗓音言语听力医学专题学术研讨会论文集[C].中华中医药学会耳鼻咽喉科分会,江西省中医药学会,2005: 4.

4. 张剑云.谢强针刺开音2号穴为主治疗发声疲劳症的经验[J].上海针灸杂志,2004,01: 35.

5. 王彩莹,梁姣,周亚楠,等.谢慧教授新型揿针配合中药治疗声带小结息肉经验[J].四川中医,2016,34（2）: 11-13.

6. 冯涛.郭长青教授运用针灸疗法治疗喉喑[J].杏林中医药,2010,30（1）: 47-48.

7. 李艳梅,刘伟.五官科疾病针灸治疗学[M].天津: 天津科技翻译出版公司,2008: 112-113.

8. 熊大经.中医耳鼻咽喉科学[M].北京: 中国中医药出版社,2012: 182.

9. 王士贞.中医耳鼻咽喉科临床研究[M].北京: 人民卫生出版社,2009: 233.

10. 黄昭鸣,杜晓新.言语障碍的评估与矫治[M].上海: 华东师范大学出版社,2006: 26-59.

11. 肖晓莲,钟诚.歌唱嗓音疾病发声训练的临床分析[J].第三军医大学学报,2007,29（8）: 746-747.

12. 梅祥胜,赵开田,李莹,等. 发声训练法治疗慢性单纯性喉炎发音障碍
    30例[J]. 中医研究,2009,22(11):16-18.
13. 梅祥胜. 科学发声矫治法治疗嗓音疾病的临床研究[J]. 医药论坛杂志,
    2008,29(3):43-44.

鼾　眠

鼾眠是指以睡眠鼾声过大,气息滞涩不利,呼吸时有停止为主要特征的疾病。西医学"阻塞性睡眠呼吸暂停低通气综合征"可参考本病辨证施治。根据其发病原因可分为三种类型,即阻塞性(OSAHS)、中枢性(CSAHS)、混合性(MSAHS),临床以阻塞性最为常见。

鼾眠的发病率国外资料为1.4%~10%。可发生于各年龄组,但以40~60岁的肥胖者较为多见,男性明显多于女性。现代研究认为,鼾眠与睡眠呼吸暂停综合征有关,睡眠呼吸暂停特别是其阻塞型,鼾声响亮而不规则是发作的明显标志,每一次呼吸暂停过后均会出现明显的打鼾。形体肥胖,而鼾声响亮,多数是睡眠呼吸暂停综合征的患者。呼吸暂停一夜可发生数十次至数百次,停止时间每次超过10秒,最长可达3分钟,其发作在NREM睡眠各期中呈进行性加重,而又以在REM睡眠时最重。本病可伴有失眠,而白天嗜睡,并可出现焦虑、抑郁、易疲劳,注意力不集中,多汗、肥胖等情况。鼾眠的病因,目前还不完全清楚。部分病人有甲状腺功能减退、肢端肥大症,以及下颌、颜面或上呼吸道畸形,有的病人有家族史。本病药物治疗效果不肯定,肥胖者应当进行减肥,阻塞型或混合型可考虑手术治疗。还应该指出,鼾眠者虽或有失眠,但忌用安眠药物。中医外治法治疗鼾眠包括针灸、耳针、穴位贴敷、啄治法、烙法等。

　　关于鼾眠中医外治法的文献很少，较多的是对鼾眠症状及病因病机的描述。鼾声的最早描述见于《素问·逆调论》："起居如故而息有音者。"此指睡眠中鼾声。后世又称鼾睡、鼾卧、打鼾、打呼、打呼噜等。中国古代医学最早倡导将其作为独立疾病论述见于《诸病源候论》，其曰："鼾眠者，眠里喉咽间有声也，人喉咙气上下也。气血若调，虽寤寐不妨宣畅。气有不和，则冲击咽喉，而作声也，其有肥人，眠作声者，但肥人气血沉厚，迫隘喉间，涩而不利亦作声。"将鼾眠作为疾病论述，并提出病名、易发病人群、主要症状及病因病机。《妇人大全良方·卷之三》认为打鼾是死证之一："如眼闭口开，声如鼾睡，遗尿者死。"《仁斋直指方论·卷之三》也说："至若口开手散，泻血遗尿，眼合不开，汗出不流，吐沫气粗，声如鼾睡，面绯面黑，发直头摇，手足口鼻清冷，口噤而脉急数，皆为不治之症。"《伤寒论·辨温病风温杂病脉证并治第九》曰："风温为病，脉阴阳俱浮，自汗出，身重，多眠睡，鼻息必鼾，语言难出。"在此所指风温病的一个症状。《杂病源流犀烛·不寐多寐源流》："有方卧即大声鼾睡，少顷即醒，由于心肺有火，宜加为养心汤。"《寿世保元》："睡倒即大声打鼾睡，醒即不寐。以羚羊角、乌犀角，入前所用养心汤……盖打鼾睡者，心肺之火也。"《政和圣济总录》："胆热多睡者，胆腑清净，决断所自出，肝胆俱实，营卫壅塞，则清净者浊而扰，故精神昏愦，常欲寝卧也"，《太平圣惠方》："夫胆热多睡者，由荣卫气涩，阴阳不和；胸膈多痰，脏腑壅滞，致使精神昏浊，昼夜耽眠；肝胆气实，积热不除，故令多睡也"，《温热经纬》："鼻鼾是肺肾相关，子母同病"，《长沙方歌括》："中气不运，升降不得自如，故语言难出，多眠鼻鼾，治当调气"，《伤寒论纲目·鼻燥口舌燥咽燥》："鼻息鼾睡者，风湿也。"

鼾眠的中医外治法治疗优势

针灸、耳针、穴位贴敷都是比较安全的方法，患者易于接受。啄治的部位在神经纤维分布最少的扁桃体游离区内，该区的神经对致痛刺激感受迟钝，甚至缺如，故啄治时无疼痛感，患者也易接受。而中医外治法操作简单，无副作用，疗效明显，在门诊即可完成。

鼾眠中医外治法注意事项

鼾眠的形成和发展是一个渐进的过程，属难治之证，发病机制仍不十分清楚。在施以针灸时应辨证选穴施针；穴位贴敷时应根据不同人的体质预防皮肤过敏；啄治法和烙法比较适合成年人和比较配合的儿童，所以对于不配合的儿童不可强行治疗。

鼾眠临床常用中医外治法

（一）针灸疗法

1. 毫针补泻法

主穴　廉泉、风池、阴陵泉、阳陵泉。

配穴　肺气失宣者加太渊、膏肓，痰热闭肺者加鱼际、丰隆，脾虚湿蕴者加足三里、脾俞，痰血阻滞者加膈俞、血海。

操作方法　穴位常规消毒，廉泉向舌根斜刺0.5~0.8寸，行提插捻转平补平泻法；风池向鼻尖方向刺0.5~0.8寸，行提插捻转泻法；阴陵泉直刺0.5~1.2寸，行提插捻转平补平泻法，阳陵泉直刺1~1.5寸，行提插捻转泻法。配穴根据虚补实泻的原则，采用提插捻转补泻的方法。针刺得气后，留针30分钟。

方义　廉泉为局部取穴，疏通经络气血；风池通络开窍；阴陵泉为足太阴脾经合穴，可健脾利湿，通利三焦；阳陵泉为足少阳胆经之合穴,舒经活络,配太渊、膏肓益气宣肺,开窍止鼾; 鱼际、丰隆清热化痰,宣发肺气; 足三里、脾俞健脾利湿; 膈俞、血海活血化瘀,通络宣肺。

出处　《针灸治疗学》石学敏介绍的经验方案。

编者按　因肥胖导致的阻塞性睡眠呼吸综合征是由于患者颈部脂肪堆积过多,导致上呼吸道口径明显缩小,气道更易塌陷阻塞;胸腹部脂肪堆积过多,引起呼吸负荷增加、胸廓顺应性下降、膈肌上抬、呼吸效率大幅下降; 睡眠呼吸不畅使患者长期缺氧,导致大脑内控制摄食及机体代谢的中枢功能紊乱,加上患者嗜睡、活动量少、能量消耗,肥胖愈发严重,反之肥胖又加重阻塞性睡眠呼吸暂停综合征,周而复始,形成恶性循环。

2. 针刺配合耳穴

穴位　痰湿蕴肺型,治当化痰利湿,宣肺利窍,选太渊、丰隆、天突; 痰瘀阻肺型,治当补肺利窍,活血养心,选太渊、通里、血海、人迎; 肺肾亏虚型,治当补益肺肾,理气开窍,选穴太渊、太溪、廉泉。耳穴治疗以健脾运湿、宣肺利窍为总的治疗原则,适当选用神门、皮质下、肺、脾、咽等穴位。耳穴贴压王不留行籽。

出处　《睡眠呼吸暂停综合征针刺治疗思路和方法》崔华峰等经验。

编者按　鼾眠的病机多以实邪为主,或痰湿蕴肺,或痰瘀阻肺,治疗时辨证施针是非常有必要的。耳穴疗法可以起到持续刺激穴位,并且方便操作,患者容易接受,临床效果显著,所以针刺配合耳穴疗法是值得推广的。

(二)按摩导引法

1. 足部反射区按摩疗法

反射区　腹腔神经丛、肾上腺、肾、输尿管、膀胱、食道、气管、喉头、肺、支气管、鼻、大肠、心脏、上下颌。

出处 《足部反射区按摩疗法》范士生经验。

编者按 足部反射区按摩后可改善血液循环,组织代谢增强,在一定程度上改善患者肥胖体质,从而达到一定的治疗效果。

2. 气功锻练治疗

操作方法 ①先用凉水浸洗鼻子;②练静功,意念双手劳宫穴,再用力互相揉搓,发热后,把指腹放在鼻侧,从鼻迎香穴到鼻根按摩,再按压人中穴。再用舌头顶上腭,叩齿,待津液满口,双唇微闭慢吞。

出处 《打鼾的气功疗法》侯书礼经验。

编者按 气功"布气"疗法,即外气疗法,源远流长。传说公元前两千多年前的原始社会就有"祝由"运气吐音布气治病的方法。《素问·移精变气论》说:"往古人居禽兽之间,动作以避寒,阴居以避暑,内无眷慕之累,外无伸宦之形,此恬惔之世,邪不能深入也。故毒药不能治其内,针石不能治其外,故可移精祝由而已。"又说:"余闻古之治病,惟移精变气,可祝由而已。"移精变气,即练精化气,气功锻炼可以通过调气来治疗鼾症。此法尤适用于鼾症而张嘴呼吸,致口干舌燥、咽部不适者。

(三)穴位贴敷

给予中药穴位贴敷治疗。

贴敷药物 辛夷、生麻黄、徐长卿、细辛、升麻等9味药。

贴敷取穴 迎香(双)、天突、大椎、风门(双)、肺俞(双)、神堂(双)、膏肓(双)、脾俞(双)。

制作存放 所有药物研粉过100目筛后,以鲜姜汁调为稠糊状,放置容器内密封待用。

治疗方法 治疗时取黄豆粒大小生药约0.5g压成饼状(体重≤30kg患者约用2/3量);放置在患者的相应穴位,用2cm×2cm大小的透气胶布固定。

治疗时间与疗程　每次每穴贴敷4~6小时（迎香穴20分钟），七天一次，三次为一疗程。连续治疗两个疗程。治疗期间停用其他药物和治疗方法。

出处　《中药穴位贴敷治疗儿童鼾眠的临床观察》汪新芳经验。

编者按　本法尤适用于小儿鼾症。配穴上，迎香属手阳明大肠经，针灸歌云："不闻香臭取迎香"，"不闻香臭从何治，迎香二穴可堪攻。"顾名思义，如果鼻腔闭塞，以致不闻香臭，取治本穴具有最直接的效果；天突穴位于胸骨上窝正中，主治咳嗽、哮喘、胸痛、咽喉肿痛、暴喑等肺系疾病；大椎穴又名百劳，为督脉本经穴，"总督一身之阳气"，是手足三阳经与督脉的交会穴，其内可通行督脉，外可流走于三阳，既能调节本经经气，又可调节六腑经气，功能清泻诸阳邪实热，通督解痉，肃肺宁心；风门穴属足太阳膀胱经，为督脉、足太阳经交会穴，取其祛风之效。肺俞穴属足太阳膀胱经，有宣肺通窍之功；膏肓穴位于第四胸椎棘突下，旁开3.0寸，主治诸虚劳、虚损之证，主要用于补益虚损，调理肺气；神堂穴主治咳嗽、气喘、胸闷等肺胸疾病；脾俞为脾之背俞穴，可补脾祛湿，调节脾胃功能。

辛夷性温、味辛，归肺、胃经。有散风寒，通鼻窍之功，《本草纲目》："辛夷之辛温，走气而入肺，能助胃中清阳上行，所以能温中，治头面目鼻之病。"麻黄性温，味辛、微苦。发汗散寒，宣肺平喘，利水消肿。徐长卿其性温、味辛，归肝、胃经，可祛风化湿、止痛止痒，研究表明徐长卿不仅能祛风，又能镇静、止痒，而且具有显著抗炎、抗过敏作用。细辛性辛温，入肺、心、肝、肾四经，具有祛寒破痰之效。鲜生姜汁温散行气，主要起促进穴位药物吸收的作用。升麻性辛、微甘，微寒，归肺、脾、胃、大肠经，功用发表透疹，清热解毒，故诸药合用，以辛散通窍、化痰散结，达到治疗鼾症的目的。

（四）其他疗法

1. 啄治法

啄治法是在中医传统外治法的基础上加以研究改进的一种治疗方法，以刀针及烙法为启，借鉴刀针、烙法、疮科破脓刺血经验及针灸疗法，直接在扁桃体上实施治疗，有切开排脓、疏导瘀阻的作用。

操作方法　病人取坐位，张口，以压舌板压住舌体，充分暴露扁桃体。持扁桃体手术弯刀，在扁桃体上做雀啄样动作，每刀深度为2~3mm，每侧4~5下，伴少量出血，以吐2~3口血为适度。同法做对侧扁桃体。治疗后半小时内禁食。

操作工具　无菌塑柄手术弯刀（扁桃体啄治刀）。

疗程　2~3天1次，5次为1疗程，治疗3个疗程。

出处　《啄治法治疗儿童鼾眠的临床疗效评价研究》于兴娟等经验。

编者按　啄治法属于中医学中的"放血疗法"，具有泻热祛邪通络止痛、祛瘀消肿等多种功能，主要用于扁桃体肥大所引起的鼾症，啄治法借鉴刀针、烙法、疮科破脓刺血经验及针灸疗法，直接在扁桃体上放血排脓，疏导瘀阻，使邪热外泄，脉络疏通，瘀血祛散，慢性扁桃体炎症状得以改善后则鼾症自除。

2. 烙法

操作方法　根据扁桃体肥大的程度，挑选特制的烙铁在酒精灯上烧至通红后蘸上麻油，然后迅速送入口腔，对准扁桃体施行烧烙，当局部听到"兹拉"声后（约0.5~1秒）立即将烙铁抽出，此为一铁治疗量。每侧扁桃体5~8"铁"为一次治疗量。每次治疗后扁桃体表面会形成一层烙痂或白膜，3~5天后即可脱落，5~7天一次，5次一个疗程。应注意，为了防止烫伤口内其他部位的黏膜，在烙治过程中，烙铁须在压舌板上面进出口腔。一旦发生口腔黏膜烫伤，可按烫伤处理。

出处 《综合外治法干预儿童鼾眠的临床疗效评价》苏剑锋经验。

编者按 本法适用于儿童鼾眠伴有扁桃体Ⅱ°或Ⅱ°以上肿大且能配合的患儿。扁桃体烙治法是用烧红的特制烙铁,蘸取少量香油后,迅速烙于肥大的扁桃体上,从而达到治疗目的的一种外治法。烙治法可以减轻炎症并使扁桃体缩小。烙治法通过烧灼扁桃体表面,导致纤维素性炎性渗出,从而形成白膜,白膜脱落后,可以开放隐窝口并使扁桃体逐渐减小。

参 考 文 献

1. 石学敏. 针灸治疗学[M]. 上海: 上海科学技术出版社,2009: 9.

2. 崔华峰,王欣,单秋华. 睡眠呼吸暂停综合征针刺治疗思路和方法[J]. 山东中医杂志,2006,25(2): 108.

3. 范士生. 足部反射区按摩疗法[M]. 北京: 北京体育大学出版社,2000.

4. 侯书礼. 打鼾的气功疗法[J]. 气功杂志,1998,09: 15.

5. 汪新芳,汪冰. 中药穴位贴敷治疗儿童鼾眠的临床观察[D]. 山东: 山东中医药大学,2011,5-35.

6. 于兴娟,汪冰. 啄治法治疗儿童鼾眠的临床疗效评价研究[D]. 山东: 山东中医药大学,2010,8-60.

7. 苏剑锋. 综合外治法干预儿童鼾眠的临床疗效评价[D]. 山东: 山东中医药大学,2013,7-45.

喉 痈

喉痈是指发生于咽喉及其邻近部位的痈肿,根据发病部位不同,又有喉关痈、里喉痈、会厌痈、颌下痈、上腭痈之别。西医学的扁桃体周围脓肿、急性会厌炎及会厌脓肿、咽后脓肿、咽旁脓肿等疾病可参考本病进行辨证施治。喉痈的历代记载，最早可追溯到《内经》之"猛疽"，《灵枢·痈疽》曰："痈发于嗌中，名曰猛疽。猛疽不治，化为脓，脓不泻，塞咽，半日死。"可见，喉痈，特别是发于喉关之喉关痈，发于喉底之里喉痈，及会厌之会厌痈，其病势险，病情变化快，能阻塞吞咽、呼吸，发展为急喉风，甚至危及生命，是喉科重症。本病分为酿脓、成脓、溃脓三期，因当严格掌握疾病发展情况，脓成及时排脓，并适时做好气管切开的准备。中医外治法在本病的运用，主要在于酿脓期泄热消肿止痛，成脓期减轻症状，恢复吞咽功能，防止突然阻塞呼吸，并非本病的主要治疗手段。

在西医学传入以前，喉痈因易造成吞咽困难、疼痛，其外治法一直是治疗的重要手段。古代文献记载的方法有吹药法、含药法、点药法、针刺法、排脓法等，又以吹药最为常用。如《外科正宗》记载"有喉痈……当用金锁匙"，及《尤氏喉科秘书》中的珍珠散、《重楼玉玥》中记载的人中白散、《喉科集腋》的赤磷丹、碧丹、金丹等，均是古代常用的吹喉药物。点药法也以散剂为主，如《圣济总录》中记载的盐花散，"治喉痈及悬痈等，以箸头点在痈上"，本法多采用具有去腐生肌之效的药物，适用于成脓期。含噙多用棉裹，方多清热解毒，消肿止痛，如《景岳全书》记载的马牙硝散方，《咽喉脉证通论》中记载的牛黄解毒丸，此方法适用于成脓期。针刺法多在局部及远端放血，以达到清热解毒的功效，如《外科正宗》针刺少商放血法；排脓法亦有记载，如《外科正宗》曰："凡喉痈不放脓……此皆非法。具体而言主要有两类，一是以针挑破，二是用祛腐药点破。如《圣济总录》记载："善用针者，辨其可刺，宜速破之，仍施以点饵之剂。"可以说，历代对本病的外治记载十分丰富。但在西医学对本病认识的发展中，对早期抗生素的足量应用，切开排脓的时期掌握,切开的方法及要求,均较前完备,临床应当充分注意,避免耽误病情。

喉痈的中医外治法治疗优势

总体而言,中医外治法在本病的治疗中无明显优势,主要起辅助作用,其优势在改善症状、缓解疼痛、帮助吞咽等方面可以体现。成脓期,外治法如刺血等,治疗及时,对轻症可达到清热解毒,消肿散结之功,使其消散而不成脓;成脓期若因疼痛及梗阻出现吞咽困难,或呼吸困难而又无法及时获得气管切开的条件时,可采取外治法,帮助吞咽及开放气道;溃脓期某些抗生素过量、正气虚弱而溃口久不愈合者,可予吹药提脓去腐,生肌收口。

喉痈中医外治法注意事项

初起酿脓期治疗得当,可避免成脓,但需要内外合治,单用外治法效果欠佳;本病绝大多数患者经恰当治疗,排出脓液后,创口愈合而痊愈,预后良好。但有少数患者因未及时恰当治疗,导致成脓期脓毒蔓延,发为喉风,阻塞呼吸,甚至危及生命,临床应当重视,按急喉风予以处理,必要时行气管切开术,保证呼吸道通畅。

喉痈临床常用中医外治法

(一)针灸疗法

1. 体针

选穴　主穴:合谷,内庭,大椎,太冲;配穴:张口不开者加下关、颊车、地仓;溃脓期余邪不清,加阴陵泉、足三里。

操作方法　实证者用毫针泻法。虚证者用补法。

出处　笔者经验方案。

编者按　前期实热和溃脓期气阴两虚均可应用本法,合谷属阳明经,可疏泄阳明郁热,内庭为足阳明胃经之荥穴,足阳明胃经循行于喉咙,且荥穴多治热证,能治疗咽喉肿痛;太冲属足厥阴肝经,循喉咙之后,上入颃颡,均属远治作用;大椎主治热病,诸穴共为主穴,可针对主症以达到疗效。配穴上,张口不开者可近部取穴,配以下关、颊车、地仓等面部穴位疏通经气,活血通络;溃脓期,余邪不清者,加阴陵泉、足三里健脾益气,激发正气,以驱邪外出达到治疗效果。

2. 揿针

操作方法　选用1.5~2mm揿针,以双天容为主穴,配鱼际、廉泉、双人迎,留针72小时(夏天留48小时)。

出处　笔者经验方案。

编者按　本法适用于因喉痛疼痛而致张口受限、吞咽困难者,可在自行反复刺激穴位后恢复进食、饮水等活动。选穴上以双天容为主穴,以散风清热,通络消肿;配以鱼际泄热,人迎处喉结旁1.5寸,直接作用于咽喉以缓解疼痛;廉泉属任脉,当处颈部正中线上,可清利咽喉,亦属近部选穴,作用直接。揿针贴用后,应当嘱患者时时揉按贴敷部位,以达到随时刺激穴位、增强疗效的作用。

3. 平衡针

选穴　咽痛穴、肺病穴、牙痛穴、感冒穴。

操作方法　选用0.30mm×75mm针具垂直刺入上述穴位2~4cm,快速进针,局部产生酸、麻、胀感后出针,不留针。

出处　笔者经验方案。

编者按　咽痛穴位于第二掌骨桡侧缘的中点,是平衡针治疗咽痛的特效穴位,以局限针感或向食指放射为佳,功擅清咽利喉;肺病穴位于前臂掌侧,腕关节至肘关节上1/3处,掌长肌腱与桡侧腕屈肌腱之间,取本穴以清泻肺热;牙痛穴位于耳垂前正中处(耳前下颌骨外缘凹陷处),采用上下提插手法,功擅开牙关,止痛;感冒穴为半握拳,处于中指与无名指指掌关节之间凹陷处,以局限性针感出现的局部酸麻胀为主,本穴可清咽止痛,诸穴共用可缓解症状。

4. 针刀疗法

选穴 鱼际。

操作方法 常规消毒后,以4号针刀对一侧鱼际穴进行切割刺激2~3下,进针深度0.5~0.8cm,然后棉球按压止血。

出处 笔者经验方案。

编者按 本法适用于喉痈之初起及成脓期,溃后气阴两虚,正虚邪恋者不宜使用。鱼际为肺经荥穴,《内经》曰:"荥主身热",故知鱼际可泻肺经实热火毒,是清解肺系热毒疾病的重要选穴,对于热毒壅聚咽喉而致的喉痈具有治疗作用。本法采用小针刀施术,为加大穴位刺激量,能更好地达到泄热的目的,故对肺经热毒极重的喉痈一病尤为适用。初起用之可以使热毒消散,避免成脓;成脓后使用本法,可快速缓解疼痛及饮食不下的症状,甚至阻塞呼吸时若无保持气管通畅的相应条件,可紧急使用本法以使咽喉开放,保证呼吸。本法泄热作用强,脓肿溃后虽有咽痛,但属正虚邪恋,用之更伤正气。

(二)推拿导引法

擒拿法

操作方法 令患者正坐,手向侧平举(一般男左女右),大指在上,小指在下;若是男性患者,医生用左手食指、中指、无名指三指紧按患者鱼际、合谷处,小指扣住腕部,大指与患者大指螺纹相对,并用力向前压紧;医生另用右手大指按住患者锁骨上缘肩关节处(相当于肩髃穴处),食指、中指、无名指三指紧握腋窝处,用力向外拉开。在施术时,第三者可立于患者前面,将汤药或半流质等东西灌下,此时咽喉部疼痛程度即大大减轻,且能顺利吞咽或可达到完全无痛地步。

出处 《"擒拿法"在喉科疾病上的运用》李文杰经验。

编者按 "擒拿法"适用于喉痈患者,其理论根据认为是以经络学说为依据,所以在选穴上也是大致与经络学说相符合。在施术时可使咽喉部疼痛明显减轻,无论是汤药或半流质饮食均能顺利下咽,一方面可帮助内服药发挥治疗作用,一方面还可补充食物营养,增强身体抵抗力。可有效促进病情的转归。

(三)局部治疗方法

1. 外敷法

药物 如意金黄散、紫金锭等,或木芙蓉叶60g,红糖6g。

操作方法 以醋或香油调如意金黄散或紫金锭,涂于纱布上,后敷在颈部患处。或将木芙蓉叶及红糖捣烂,以纱布缚于患处。

出处 《中医耳鼻咽喉科学》。

编者按 本法适用于颌下痈之未溃时。局部气血壅塞,血行不畅,瘀血故生;如意金黄散、紫金锭均可清热解毒、消肿止痛,木芙蓉叶可解毒消肿,红糖擅活血化瘀,外敷于患处,使药效直达,可缓解喉痈所致的红肿疼痛,达到治疗效果。

2. 吹药法

药物 银匙丹:生蒲黄10g,西月石15g,寒水石15g,藏青果5g,僵蚕5g,薄荷5g,冰片1.5g等。

操作方法 上药为末,吹患处,一日5~7次,连吹三日。

出处 《蒲黄一味治喉痈》徐克强、徐颖经验。

编者按 本法适用于初起期之脓未成时,可使热毒消散,不使成脓。蒲黄为香蒲之精华,性味甘、平,清香,入口中有异味,善走心、肝经,功在凉血活血、行血化瘀,是一味血分中的动力药物。寒水石性味辛、寒,功擅清热消肿;藏青果性味苦、涩、寒,功用主利咽解毒,清热生津;僵蚕、薄荷、冰片均可利咽解毒,诸药合为药末,直接作用于喉痈患处,可达到清热解毒、消肿止痛之效。

(四)其他方法

刺血法

选穴　少商、商阳、痈肿局部。

操作方法　以三棱针点刺以上穴位,出血后,自掌骨向指尖单向推拿拇指,以便恶血流出,血止后再次消毒皮肤,每日1次。若痈肿成脓前疼痛剧烈,也可用三棱针在痈肿表面浅刺3~5次,以出血为度。

出处　《中医耳鼻咽喉科临床研究》。

编者按　适用于初起疼痛剧烈者及吞咽困难者。肺胃热盛者可选手太阴肺经之少商、手阳明大肠经之商阳,两者皆为井穴,功擅泄热解毒;配以痈肿局部刺血可达到直接泄热排脓之效。

参 考 文 献

1. 李文杰."擒拿法"在喉科疾病上的运用[J].上海中医药杂志,1963,05: 17-19.

2. 王世贞.中医耳鼻咽喉科临床研究[M].北京:人民卫生出版社,2009:225.

3. 徐克强,徐颖.蒲黄一味治喉痈[J].中医杂志,1994,10(8):47.

肿瘤疾病篇

耳鼻喉科常见瘤症

瘤症是指局限生长、界限清楚、发展缓慢的肿块，一般不危及生命，相当于西医学认识的良性肿瘤，如乳头状瘤、血管瘤、纤维瘤等；痰包乃痰浊凝聚而成，相当于西医学认识的囊肿。在古代，因为对鼻内、喉腔内、耳内等孔窍内部结构缺乏认识手段，故在古文献中缺乏对"瘤症"的直接记载，散见于"喉菌""鼻痔""耳菌"等内容中，所涉及的中医外治法主要有摘除、外涂、外吹等方式。随着西医学的发展，出现了中西医并存的医疗环境，现在中医传统疗法在耳鼻喉科常见瘤症及痰包的应用中主要用于两方面，一则是由于各种原因未行手术治疗的病人的保守治疗，以促其消散；二则是手术治疗后促进机体、伤口恢复，防止瘤症复发等方面。结合现代临床来看，对于耳鼻喉科的瘤症和痰包，手术治疗仍是主要选择。但从笔者临床经验来看，一些病程短、病变较小、全身症状不明显的囊肿等，采用中药汤剂配合针灸等疗法综合治疗，也有不错的疗效。

中医古代文献对于本病的外治主要集中记载在中医外科著作中，其治疗方法也主要为药物外用。如《外科正宗·鼻痔》记载："内服辛夷清肺饮，外以硇砂散逐日点之"，"兼节饮食、断浓味、戒急暴、省房欲"等治疗鼻痔，并记载了取鼻痔秘法："先用回香草散连吹二次，次用细铜箸二根，箸头钻一小孔，用丝线穿孔内，二箸相离五分许,以二箸头直入鼻痔根上,将箸线绞紧,向下一拔,其痔自然拔落,置水中观其大小。预用胎发烧灰同象牙末等分吹鼻内,其血自止。戒口不发。"《外科正宗·痰包》记载冰硼散外擦结合内服二陈汤加黄芩、黄连、薄荷治疗痰包;《医宗金鉴·肿疡敷贴类方》记载以白锭子治疗耳痔、耳挺等证;《医宗金鉴·喉瘤》记载内服益气清金汤,外用碧玉散点之消瘤;《疡科心得集·卷上·辨耳痈耳菌虚实论》则以玉红膏去腐生新治疗耳菌。

耳鼻喉常见瘤症的中医外治法治疗优势

耳鼻喉乃外科之一,外科特色明显,耳鼻喉常见的瘤症为有形之疾,在治疗上更加具有外科的特色。比如《外科正宗》所记载的用"细铜箸"和"丝线"取鼻痔的方法,具有明显的外科特点;耳鼻喉诸窍因其孔小而洞深,外治相对难以到达病所,故对药物的外用,尤其重视吹药、蒸汽吸入等方式,西医学中更有雾化的治疗方法。中医外治法在较大的瘤症上的治疗优势不明显,但是优势在于促进术后的恢复和防止复发,这就是通过外治等方法作用于局部,促进局部气血运行,以及作用于全身通过全身气血脏腑的调理来改变人体大环境起作用;对于相对较小的瘤症,中医外治的优势就在于可以结合中药内治,使患者可以避免手术,同时防止瘤症的再生长,甚至可以促其消散。

耳鼻喉常见瘤症中医外治法注意事项

随着医学的发展,中医外治法在耳鼻喉科常见瘤症中的应用主要在非手术治疗的保守治疗以及术后的康复及防止复发上,总体应用相对较少。瘤症乃新生有形之物,且其常在小而深的孔窍之中,中西医各有所长,西医学手术疗法在本病的治疗中有独到的优势,故对于本病目前主流的治疗方法为手术治疗。作为医者,临床当有良好的辨别能力,以为病人治疗疾患为主,鉴别何种疾病需手术,何种可保守治疗。具备明确手术指征而中医传统治疗优势不显者,首当建议手术治疗,如患者坚决不愿意行手术治疗或患者病情可保守治疗者,则可采用中医治法治疗。以笔者经验,对于囊肿病程短、病变较小、全身症状不明显者,笔者结合患者综合情况,采用中药配合揿针等外治法,也可促其消散。此外,中医外治法的主要应用就是在术后促进恢复防止复发上,也要嘱患者注意调养,及时复查。

耳鼻喉常见瘤症临床常用中医外治法

(一)针刺类
揿针穴位埋针用于声带囊肿保守治疗或术后康复治疗

主穴　人迎、亮音穴、足三里。

配穴　虚重者主要配以关元;若伴失眠、梦多、烦躁等心神不宁症状者,则加神门、大陵;若患者舌苔厚腻、痰湿较重则加中脘。

操作方法　消毒穴位皮肤,以揿针贴于相应穴位,留针3日,嘱患者每日揉按3~5次,每次1分钟左右加强刺激。留针期间注意防水。

出处　笔者经验方案。

编者按　揿针是笔者在临床中经常使用的中医外治法,其操作简单方便,同时留针可加强穴位的刺激,笔者临床多用于鼻炎、咽炎、喉痹、失眠、胃痛胃胀等多种病证,应用甚效,其选穴全在辨证取之。本方中提及"亮音穴"一穴,乃笔者之经验用穴,位于前正中线上,甲状软骨与环状软骨之间,喉结最高点正下方的凹陷中,即环甲膜正中,"亮音穴"解剖位置更靠近会厌和声带,加上喉结两旁人迎穴,有局部围刺之意,促进声门局部气血运行流通,临床使用的过程中观察到此穴位对于声带小囊肿及术后局部气血恢复、嗓音恢复有着重要作用,故名之为"亮音穴"。此穴在笔者临床中,对于声带小结和声带息肉保守治疗及术后中医治疗均常有使用。

(二)其他类

1. 吹药——消瘤碧玉散治喉瘤

主治　喉瘤,僵肿不消,坚硬如石者(多为喉蛾之巨大为僵肿者,不一定是喉癌)。

方药　西月石10g,胆矾1~2g,冰片1g。

操作方法　三味各研细末,称准分量,共同和匀,轻研,装入瓶内备用。每用少许,吹僵肿之处。

出处　《中医临床家耿鉴庭》记载的咽喉外用散剂方。

编者按　吹药是常见的一种中医外治法,是指将药物研成极细粉末,使用细竹管、鹅翎管或者特制器械,如喷雾器、铜制风鼓等将药物吹入病灶的一种治疗方式,古代五官科较为常用。比如《外科正宗》《医宗金鉴》中多有记载碧云散吹鼻药之法。吹药要求药物研制极细末,耳鼻喉科大家干祖望老先生就强调吹药的药要"细如尘,研无声,水上飘,舐无粒",现代中医学中吹药的使用主要用于红肿疼痛、痰涎壅盛、腐烂、出血等症,如熊雨田老先生的铁板吹喉丹消炎止痛,化腐生肌,利咽,排脓,解毒消肿,临床颇有疗效,至今仍在重庆市中医院使用。

消瘤碧玉散由西月石、胆矾、冰片组成,最早记录见于《医宗金鉴》,用于治疗喉瘤,耿鉴庭老先生作为现代耳鼻喉大家,仍肯定消瘤碧玉散在治疗喉科瘤症中的作用。方中所提月石,即硼砂,《本草纲目》记载其"治消痰止嗽,破癥结喉痹。上焦痰热,生津液,去口气,消障翳,除噎膈反胃,积块结瘀肉,阴溃骨哽,恶疮、口齿诸病",《珍珠囊补遗药性赋》论:"硼砂攻喉痹,止嗽消痰直有理。"胆矾,《本草纲目》称之为石胆,"酸、辛、寒、有毒",可治"治虫牙,鼻内息肉"。《珍珠囊补遗药性赋》言"胆矾除热毒,诸痫痰气尽消详",硼砂、胆矾二者在外用吹药中往往合用,以起化痰散结消瘀之功;关于冰片之功,《本草纲目》有论:"疗喉痹,脑痛,鼻息齿痛,伤寒舌出,小儿痘陷,通诸窍,散郁火。"故消瘤碧玉散三药合用,有清热散结,消肿化瘀之功。观本方组方精炼,清热散结力强,咽喉肿痛、乳蛾等或亦可使用。然吹药当注意,每次吹药前当清除病灶处上次的药粉,使药力更佳。

2. 外擦

(1)鸦胆子油外擦防止鼻内翻乳头状瘤复发

操作方法 将鸦胆子仁捣碎研成细粉末或压榨提取鸦胆子油备用,鼻腔鼻窦内翻乳头状瘤术后,取鸦胆子粉或鸦胆子油直接涂于术腔,或将鸦胆子粉或油浸于纱条填塞于术腔,使鸦胆子直接作用于术腔。

出处 《鸦胆子治疗复发性鼻腔鼻窦乳头状瘤16例分析》刘江雁经验。

(2)鸦胆子油外擦防止小儿喉乳头状瘤复发

操作方法 手术摘除后乳头状瘤后,喉腔病灶处予以鸦胆子油涂抹。

出处 《鸦胆子治疗小儿乳头状瘤的临床观察》李成等人的经验。

编者按 鸦胆子是外用治赘瘤的常用药物,始载于清代《本草纲目拾遗》一书,《医学衷中参西录》论鸦胆子"味极苦,性凉,为凉血解毒之要药",柳西河称"鸦胆子诸家未言治疮解毒,而愚用之以治梅毒及花柳毒淋皆有效验,捣烂醋调敷疔毒,效验异常,洵良药也。"现代药理研究证明抗肿瘤是鸦胆子最显著的药理活性,对多种恶性肿瘤均有一定的医治作用,同时具有抑菌和抗炎的作用,故刘冰雁报道鼻内翻乳头状瘤术后予以鸦胆子粉或油外擦,李成报道小儿喉乳头状瘤术鸦胆子油外擦或许正是因其抗炎抑菌、抗肿瘤的作用,减少了相应肿瘤的复发率。但鸦胆子有明显毒性,毒性作用表现为恶心、呕吐、腹泻、便血、胃肠道充血、出血、肝脏充血和脂肪变、肾脏充血和变性等,故临床使用当注意把握用量及禁忌证,亦当做好与患者的沟通。

耳鼻喉科常见癌症

癌症是指呈浸润性生长、对机体产生严重破坏、容易转移并引起恶病质、对生命构成严重威胁的一类肿瘤,相当于西医学的恶性肿瘤。耳鼻喉科常见的癌症主要有鼻菌、咽喉菌、颃颡岩等,最常见的莫属颃颡岩,即西医学的鼻咽癌。然而,古代医学中并无鼻咽癌、喉癌等名称记载,根据症状分析,鼻咽癌的辨治散在"失荣""上石疽""瘰疬"等内容中,而喉癌的记载则散在"喉菌""锁喉疮""喉百叶""喉疳""开花疔"等记载中。在现代临床中,对于耳鼻喉科癌症仍主流考虑放化疗、手术的方式,中医传统疗法主要在运用中药汤剂、中药雾化、药膳、针灸等在放化疗期间或放化疗后、术后,促进术后恢复,减轻癌症放化疗副作用,防止癌症复发,提高患者生活质量,延长患者寿命等方面。

中医古籍对于耳鼻喉癌症相关的外治记载也相对较少,《外科正宗·失荣症》记载以飞龙阿魏化坚膏治失荣症及瘿瘤、乳岩、瘰疬、结毒等,但难以作用于孔窍内部的毒瘤,更多用于癌症引起的淋巴结肿大、溃烂等的治疗,《医宗金鉴·喉疳》记载的喉疳症状有类喉癌,其治疗以内服中药结合外吹紫雪散,腐吹八宝珍珠散;《疡科心得集·家用膏丹丸散方》所载冰青散,亦可吹口糜疳腐,及烂头喉蛾、喉痹、喉疳、喉癣。由于古代医家的认识相对不足,故在古代医籍中对于癌症相关的记载太散,而治疗也主要针对其所引起的外部病变而治,故中医外治法在本病中的治疗亦缺乏明显的优势。

耳鼻喉常见癌症的中医外治法治疗优势

耳鼻喉常见癌症散在"失荣""上石疽""锁喉疮""喉百叶""开花疔"等病证中,自古以来治疗上都没有特别好的疗效。中医外治法在癌症中的应用主要不在直接治疗癌症,而主要是减轻癌症的并发症,减少放化疗的副作用,促进术后恢复,减少癌症的复发上。癌症本已属于正气不足之症,术后更伤及气血,而癌症的放疗可能造成皮肤、分泌腺、肌肉甚至骨髓等多处的损伤,引起相应的并发症,化疗则可对血液系统、消化系统和免疫系统等多个系统造成损伤,总之,就是对正气的损伤较为明显,中医外治法可以促进患者气血的恢复,以加快术后恢复及放化疗后的恢复;若是未进行放化疗的肿瘤患者,采用中医外治法可以扶助正气以祛除邪气;若在放化疗之中或之后使用中医外治法,则可以减轻副作用的程度甚至减少副作用的发生。在耳鼻喉科中,中药药物的外用,如中药雾化等能很好地改善放疗局部引起的口渴、皮肤干燥等症状;又如切脉针灸在癌症中的应用,能通过扶正以达到祛除邪气的作用,以此减轻患者癌症并发症和放化疗副作用,延长患者寿命,这些都是中医外治法在耳鼻喉癌症中的特色和优势。

耳鼻喉常见癌症中医外治法注意事项

笔者认为,癌症之所生,皆有正气不足之因,然在放化疗、手术治疗前,总属邪气盛,然治疗中攻邪亦当护正,放、化疗皆属攻邪之法,放疗为火热之性,治疗后多伤及病人阴液,造成热盛津伤之证;化疗则多伤人体之气,尤其是脾胃之气,使正气更虚。故在临床中,若能在放化疗的同时选择适当的中医传统疗法,如中药、针灸等固护正气,则更能起到扶正驱邪的目的,减少副作用的发生,减轻副作用的程度;若放化疗后才开始借助中医传统疗法,则当注意患者正气之虚甚,注重扶助正气以驱邪气,又因放化疗可出现各种副反应,又可针对各种不同的副反应使用中医传统疗法针对性治疗。由于癌症之病相对特殊,临床遇首诊病人,则又当根据患者病情情况,建议患者采用手术、放疗、化疗或者中医药保守治疗的方式,这要求我们医者严格把握耳鼻喉科各种癌症及各型、各期的最佳治疗方法。

虽然内服中药汤剂在癌症的治疗中意义重大,但本书旨在介绍耳鼻喉科外治法,故对于中药汤剂的内容不再赘述。

耳鼻喉常见癌症临床常见中医外治法

(一)针灸类

1. 切脉针灸治鼻咽癌

主穴　风池、下关、听宫、攒竹、上星、百会、合谷。

配穴　列缺、外关、太冲。

症状治疗　①鼻塞无闻:迎香;②鼻渊:上星;③鼻塞:迎香、禾髎;④鼻衄血:天府、合谷,灸后项发际两筋间;⑤鼻内无闻:通天。

出处　《切脉针灸》中俞云教授介绍的治疗经验。

编者按　切脉针灸是俞云教授研读《黄帝内经》,结合临床实践总结出的一套以重视切脉的针法,临床强调切人迎、寸口、太溪、冲阳四部脉以定病性之虚实,根据脉象用针。用针又有金、银针之不同(临床通常使用镀金、镀银的一次性针灸针),取"金补银泻"之意。俞云教授主要以切脉针灸治疗癌症,对各种癌症的治疗、放化疗副作用的减轻、延长患者寿命等起到了不错的疗效。笔者有幸,在2014年9月至2015年8月期间,于广东省中医院交流学习,期间曾跟随耳鼻喉科彭桂原老师临床。彭老师为俞云教授弟子,深得俞云教授真传,对于临床诸多鼻咽癌放化疗的患者,在放化疗期间就使用切脉针灸结合中药汤剂,较少有病人出现严重的副反应;若放疗后出现了吞咽障碍、放射性脑病、鼻窦炎、分泌性中耳炎、化脓性骨髓炎等副反应的病人,彭老师亦采用切脉针灸、中药汤剂结合其他康复训练法、物理疗法,减轻副作用的程度,促进修复,改善患者生活质量。

笔者回川后,亦将切脉针灸用之于临床,发现切脉针灸对于肿瘤患者的淋巴结消散、改善患者身体状况,提高患者生活质量等方面疗效可观。此外,对于使用中药及普通针灸治疗疗效欠佳的耳聋、眩晕等病,用切脉针灸亦能收获满意的疗效。然中医治疗强调因地制宜,笔者回川后发现许多病人冲阳脉较为有力,而患者又舌体胖大苔腻,可能与四川盆地气候特点,及饮食习惯有关。蜀地湿热熏蒸,饮食上也偏辛辣油腻,湿伤脾,热留胃,渐成胃有邪气留驻、脾有虚而失运之势,故临床中笔者常泻天枢而补大横,以起泻胃中邪气而补脾气的作用。

2. 鼻咽癌患者揿针压贴耳穴辅助治疗

选穴　肝、脾、肺、鼻、耳。

配穴　若伴睡眠不好,加安眠;若放疗后造成放射性脑病可加用脑点,吞咽功能障碍者加用咽喉等。

操作方法　消毒耳部皮肤,用揿针压贴在相应耳穴处,轻轻揉按即可。保留3天,每次揉按3~5次,每次1分钟左右,加强刺激,注意防水。

出处　笔者经验方案。

编者按　揿针是笔者临床常用之外治法,在鼻咽癌病人中的应用主要是在放化疗后的辅助治疗,用以减轻副作用或促进恢复。耳穴疗法是源于全息理论的一种医学疗法,将整个耳廓看做一个头朝下、臀朝上倒置在母体中的婴儿整体的缩影，耳穴与婴儿的器官分布类似，故在耳穴局部刺激可以治疗全身各部的疾病。鼻咽癌是耳鼻喉科最常见的恶性肿瘤，其治疗主要为放化疗，放化疗后患者正气受损，又可有多种并发症，病情复杂，虚实错综，耳穴压贴揿针这种简单便捷的治疗方式用来辅助治疗，尤为合适。

(二)其他类

1. 中药雾化治疗鼻咽癌放疗后咽干

药物　金银花5g，野菊花5g，葛根5g，黄芩5g，桔梗3g，鱼腥草5g，薄荷5g。

操作方法　加水煮30分钟，至60ml。30ml/次，加入雾化吸入器中雾化吸入，20分钟/次，2次/天，10天为一个疗程，连用3个疗程。

出处　《中医辨证分型配合中药雾化治疗鼻咽癌放疗后症状咽干的临床观察》陈一飞经验。

编者按　鼻咽癌患者放疗后，因为唾液腺的受损造成唾液分泌减少，出现口干、咽干咽痛、口腔黏膜红肿，甚者破溃等症状，甚者会出现剧烈烧灼感、影响患者吞咽等表现。中医则认为放射线具火热之性，火热灼烧津液，则导致津伤火炽。中药雾化是一种简便的治疗方式，一则取雾化滋润口咽黏膜，减少口干咽干的作用，二者中药成分可直接作用于口咽黏膜，益气生津，养阴解毒，临床中遇此类病人，可供选择。

2. 五行音乐缓解喉癌患者围手术期焦虑情绪

操作方法　原文未介绍具体操作方法。

出处　《五行音乐对喉癌患者围手术期焦虑的影响》徐梅等人的经验。

编者按　五行音乐疗法是根据中医五行理论所形成的一种音乐疗法，在《素问·阴阳应象大论》中即有"东方生风……在色为苍,在音为角……南方生热……在色为赤,在音为徵……中央生湿……在色为黄,在音为宫……西方生燥……在色为白,在音为商……北方生寒……在色为黑,在音为羽"的论述,这也是五行音乐疗法的理论起源。目前众多学者意识到了五行音乐对于缓解焦虑抑郁情绪的重要性,其中角音在五行中对应木,在脏对应肝,肝主疏泄,可条畅情志,角音清新而条畅平和,具有疏肝解郁之功效,故角音对情绪的舒畅有着尤其重要的作用。又可配合徵音养心泻肝、羽音滋阴降火,对于缓解患者焦虑抑郁情绪有不错的疗效。虽然本文提出在喉癌围手术期使用五行音乐,但笔者临床发现较多耳鼻喉科肿瘤患者、难治性突发性耳聋患者、耳鸣患者、眩晕患者存在一定的焦虑抑郁情绪,而焦虑抑郁情绪又常常亦影响患者病情,目前市面上有五音音乐疗法的光盘,故不仅仅是针对肿瘤患者,存在焦虑抑郁情况者,均可考虑听五行音乐光盘辅助治疗。

参 考 文 献

1. 王彩莹,梁姣,周亚楠,等. 谢慧治疗声带小结、息肉临证经验[J]. 世界中西医结合杂志,2014,9(10): 1040-1042.

2. 耿引循. 中医临床家耿鉴庭[M]. 北京: 中国中医药出版社,2001.

3. 蒋中秋. 浅谈中医喉科吹药[J]. 中医外治杂志,1993,1: 42.

4. 王向伟. 中医喉科吹药应用集纳[J]. 中医药学刊,2002,20(1): 125.

5. 张锋,谢慧,许必芳,等. 浅谈喉科名家熊雨田之铁板吹侯丹[J]. 中医眼耳鼻喉杂志,2013,3(1): 22-24.

6. 明·李时珍. 本草纲目[M]北京: 中国中医药出版社,1999.

7. 金·张元素. 珍珠囊·珍珠囊补遗药性赋[M]. 北京: 学苑出版社,2011.

8. 刘江雁. 鸦胆子治疗复发性鼻腔鼻窦乳头状瘤16例分析[J]. 甘肃中医学院学报,1996,13(4): 10.

9. 李成,谷长宏,孙庆智.鸦胆子治疗小儿乳头状瘤的临床观察[J].中国中西医结合耳鼻咽喉科杂志,2003,2: 87-88.

10. 张锡纯.重订医学衷中参西录:上册[M]北京:人民卫生出版社,2011.

11. 马青松,庞玉新,杨全,等.鸦胆子的药理作用和抗肿瘤机制研究进展[J].贵州农业科学,2015,43(2): 137-140.

12. 王奇,芦柏震.鸦胆子及其制剂的药理作用与临床应用[J].海峡药学,2012,24(1): 49-50.

13. 俞云.切脉针灸[M].北京:人民卫生出版社,2013.

14. 陈一飞.中医辨证分型配合中药雾化治疗鼻咽癌放疗后症状咽干的临床观察[J].中国临床研究,2013,5(14): 53-54.

15. 徐梅,王秀珍,王令焕,等.五行音乐对喉癌患者围手术期焦虑的影响[J].河北医药,2015,37(4): 580-582.

16. 林海熊,左学洁,王晓彤,等.中医五行音乐研究现状综述[J].光明中医,2015,30(8): 1822-1824.

58检